Ein Mann will nach unten – und zwar mit seinem Gewicht! Er gibt sich dafür genau ein Jahr. Und probiert in dieser Zeit (fast) alles aus: Weight-Watchers, FDH, Extremsport, Fastenyoga, Thalassowellness, Motivationscoaching... Tatsächlich nimmt er dadurch ordentlich ab. Und einiges wieder zu, weil er immer wieder in alte, schlechte Muster verfällt, zu viele Süßigkeiten nascht, zum Sporttreiben manchmal zu faul ist – und ab und zu schlicht sein Körper streikt.
Trotzdem wird er am Ende des Jahres 20 Kilo leichter und um zahlreiche Erfahrungen reicher sein. Und diese gibt er in seinem Diät- und Motivationstagebuch weiter – streng subjektiv, höchst informativ und herrlich selbstironisch. Ein Buch also, in dem sich Millionen von Deutschen auf Anhieb wiederfinden...

Stephan Bartels, geboren 1967 in Hamburg, studierte zunächst auf Lehramt, arbeitete nebenbei in Nachtschichten bei der Post und brillierte im Mittelfeld diverser Bezirksligavereine. 1996 holte ihn die Henri-Nannen-Schule von der Straße und machte ihn zum Journalisten. 1998 landete er bei der BRIGITTE als Redakteur. Seit acht Jahren erstellt er als freier Autor Porträts und Reisegeschichten und Berichte über Musik, Krimis, Fußball und psychologische Themen für diverse Magazine.

Unsere Adresse im Internet: www.fischerverlage.de

Stephan Bartels

Der Kilo-Killer

Ein Jahr
im
Schlankheitswahn

Fischer Taschenbuch Verlag

Veröffentlicht im Fischer Taschenbuch Verlag,
einem Unternehmen der S. Fischer Verlag GmbH,
Frankfurt am Main, Mai 2009

Abbildungen: Christian Schmid
Satz: MedienTeam Berger, Ellwangen
Druck und Bindung: Druckerei C. H. Beck, Nördlingen
Printed in Germany
ISBN 978-3-596-17670-0

Kapitel 1

Das dicke Ende

Tag 1 minus 3: 111,2 Kilo

Mein Name ist Stephan Bartels. Ich bin 1967 geboren. Ich bin Journalist. Ich bin dick.

Ob das wichtig ist? Oh ja. Mein Erscheinungsbild gehört zu meiner Biographie wie mein Name, mein Beruf, mein Alter. Es prägt mich. Es bestimmt mein Auftreten in der Öffentlichkeit, das Verhalten meiner Kollegen, meinen Status bei Frauen, den bei den Freunden meines pubertierenden Sohnes und natürlich mein Sexualleben. Und reden wir die Sache nicht schön: Besser wird nichts von all dem durch die mächtige Rundung in meiner Körpermitte.

Dass ich hier so offen über mein persönliches Dicksein rede, ist übrigens alles andere als selbstverständlich. Über Diäten und Fettleibigkeit und all das gesellschaftlich relevante Gedöns, das da dran hängt (mangelnde Leistungsfähigkeit! Folgekrankheiten! Arbeitsausfall! Vermehrte Kassenleistungen!), wird öffentlich natürlich reichlich debattiert. Ehemalige Dicke erzählen auch nur zu gern, wie sie es geschafft haben, ihr Fett wegzubekommen (kurz vor Eintreten des legendären Jojo-Effekt, versteht sich), das tun sie vorzugsweise in den Boulevardmagazinen von RTL, Sat.1 und Pro7. Aber darüber, wie es sich wirklich anfühlt, dick zu sein, redet eigentlich kein Schwein. Dünne nicht, weil sie es nicht wissen. Und Dicke, weil sie es verdrängen, so gut es geht. Wir Dicken machen gern selbstironische Scherze über uns; schließlich haben wir einen Ruf zu verlieren, von wegen lustig und gemütlich und so weiter. Aber in Sachen tief empfundener Emotionen sind wir eine schweigende Masse.

Was wäre denn, wenn wir uns ständig bewusst machen würden, wie wir auf andere wirken? Wenn wir uns die Blicke der Leute – zwischen abschätzig und mitleidig – wirklich zu Herzen nehmen würden, ganz zu schweigen von den offenen Hänseleien? Wenn wir beständig darüber nachgrübeln würden, welche Probleme wir bei H&M haben, weil Jeans über Bundgröße 36 dort nicht verkauft werden? Wie sehr unsere Knochen und Gelenke unter unseren Pfunden leiden? Wie verzweifelt wir oft sind, weil wir durch das Leben rollen wie eine langsame, schnaufende Kolonne von 30-Tonnern in den Kasseler Bergen? Wir würden allesamt umgehend depressiv werden, zusätzlich zu den gesundheitlichen Risikofaktoren, die ohnehin schon mollig und bequem auf unseren Hüften lagern.

Ich zum Beispiel mag keine Treppen, weil mir bei der geringsten Anstrengung bergauf der Atem ausgeht und meine maladen Knie knirschen. Ich vermeide es, auf der Straße zu essen, weil ich sonst angeschaut werde wie ein Junkie, der sich in einem schmutzigen Hauseingang einen Schuss setzt. Ich flirte im Frühling auch nicht, weil ich in etwa soviel Erotik ausstrahle wie ein Brückenpfeiler auf der A7. Mein Selbstwertgefühl sinkt proportional zum steigenden Body Mass Index, und deshalb versuche ich, mich unsinnigerweise so klein wie möglich zu machen, wenn ich auf den Straßen unterwegs bin. Ich ziehe die Schultern hoch und beuge mich leicht nach vorne, wie Quasimodo – nur mit intaktem Gesicht und ohne Gehfehler. Ich mache es gar nicht einmal bewusst: Die Scham hat sich so tief eingegraben, dass mein Körper reflexartig auf sie reagiert. Übergewicht macht würdelos. Mein Bauch wird dadurch übrigens kein Stück kleiner.

Ja, Verdrängung ist das Mittel der Wahl gegen die seelischen Symptome der Fettleibigkeit. Und das ist echte Schwerstarbeit, denn es gibt haufenweise Situationen, in denen das nicht funktioniert. Wir Dicken sind ihnen fast täglich ausgesetzt. Ich muss bloß in die Kantine des großen Verlagshauses gehen, für das ich als freier Journalist oft arbeite. Es ist ein langer Weg vom Büro bis zur Futterkrippe; bestimmt 250 Meter, auf denen mir viele Menschen entgegenkommen. Ungefähr 80 Prozent dieser Leute schauen mir zuerst auf den Bauch, dann erst ins Gesicht. Sie können nichts dafür. Er ist mein Blickfang, mein hervorstechendes körperliches Merkmal. Nicht meine blauen Augen. Nicht meine »interessante Charakternase«, Zitat meiner Frau. Nein, mein dicker, runder Bauch. Was für ein Scheiß.

Wie bitte? Warum ich gerade jetzt darüber rede? Weil mir in den wenigen, lichten Momenten, in denen ich meine Leibesfülle nicht verdränge, bewusst wird, dass es eine Alternative gibt. Ich kenne sie, denn ich gehöre zu denen, die wissen, wie es anders ist.

Manchmal erinnere ich mich daran, und das ist ein bisschen schmerzhaft. Ich kenne mich dünner. Und hübscher. Mit gerade mal *einem* Kinn, mit bloß einer *Andeutung* eines Bauches sehe ich eigentlich gar nicht mal so schlecht aus – finde ich.

Mehr als zwei Jahrzehnte hat mich vor allem der Fußball davor bewahrt, dick zu werden. Ich habe wie besessen gekickt, darüber hinaus leidenschaftlich Volleyball im Verein bis zur A-Jugend, später Badminton und vieles mehr gespielt. Hauptsache mit einem Ball. Bin mit dem Rad zur Uni gefahren, wo ich Sport studiert hatte. Damit konnte ich locker kompensieren, dass ich

a) immer sehr gern,
b) immer sehr viel und
c) immer sehr falsch gegessen habe.

Ich war mächtig fit, und das, obwohl ich mein Essverhalten in einer Familie erlernte, in der Buttercremetorten, Bratkartoffeln und speckgefüllte Rouladen zu den Grundnahrungsmitteln zählten. Als a*usgewogene Ernährung* galt bei mir zu Hause ein Stück Apfelkuchen ausschließlich *mit* Schlagsahne. All das habe ich ohne größere figürliche Probleme überstanden, mit 25 war ich ein muskulöses Kerlchen von 83 Kilo bei einer überschaubaren Körpergröße von 1,76 Metern. Sehr sportlich, gut durchtrainiert, ein kleiner Bauchansatz, aber trotzdem: ein Bild von einem Mann, wie man so sagt.

Aber dann, im späten Frühling 1993, hat sich mein Leben dramatisch geändert.

1.: Ich begann mit Nachtschichten bei der Post, was bedeutete: weniger Sport.

2.: Ich wurde Vater,was bedeutete: noch weniger Sport. Nämlich gar keinen.

Oh ja, für die Aufzucht und Pflege meines Sohnes und die Finanzierung meines – wie sich später herausstellen sollte – komplett nutzlosen Lehramtsstudiums habe ich meine Leidenschaft für Sport geopfert. Damals machte es Sinn und passte in mein Leben, denn als junger Familienvater ohne anständige Ausbildung sollte man verdammt nochmal andere Sorgen haben als das nächste Punktspiel in der Bezirksliga Hamburg-West. Ein Fehler war es trotzdem.

Denn ich nahm zu. Massiv. Eigentlich schon während der Schwangerschaft meiner Freundin Andrea: Unsere Bäuche wuchsen synchron. Ihrer ging. Meiner blieb. Und wurde immer größer. Für das urkundlich nicht exakt belegte Überschreiten der 100-Kilo-Marke brauchte ich etwa eineinhalb Jahre, die zweite Hälfte der 90er nutzte ich, um etwa dieselbe Menge Zusatzgewicht noch einmal aufzusatteln.

Im August 2000 kam Andrea dann eines Nachmittags mit den Urlaubsfotos nach Hause. Wir waren wenige Tage zuvor von unserem Urlaub auf Rhodos zurückgekommen – schön war's gewesen. Ich kochte Kaffee und platzierte ein Tablett mit Plunderteilchen zentral auf dem Küchentisch; Andrea hatte Kuchen auf dem Weg vom Fotohändler mitgebracht. Dann griff ich nach den Bildern. Ich betrachtete einen entzückenden Jungen von gerade mal sieben Jahren mit ein paar lustigen Milchzahnlücken, selig am Strand kickend, entdeckte eine bezaubernde Brünette von äußert schlankem Wuchs im Bikini und dann – sah ich Moby Dick, gestrandet auf Rhodos.

Nein, falsch, das war gar kein Wal. Das war wohl ich. Oder ein Typ, der ohne Zweifel gewisse Gesichtszüge von mir trug, auf einem Felsen sitzend und leicht lustlos in die Kamera blickend. Ich sah einen absurd großen Bauch, wie ich ihn nie zuvor an mir gesehen, geschweige denn gefühlt hatte. Ich sah *drei* Kinne (mindestens) und riesige Hamsterbacken. Wo waren denn die Augen? Verdammt, das war ich nicht. Dieser Mann da entsprach nicht dem Bild, das ich von mir im Kopf hatte.

Das nächste Foto zeigte mich auf dem Gipfel eines kleinen Klosterberges, das zeltartige T-Shirt klatschnass durchgeschwitzt, die Waden unter meinen Bermudas hatten eine frappierende Ähnlichkeit mit den dorischen Säulen im Hintergrund. Sie mussten so dick sein, sonst hätten sie niemals den Oberkörper gehalten, der über ihnen ragte.

Ich sah meine Freundin an, die schweigend an der anderen Seite des Tisches saß. Ich wollte etwas fragen, wollte irgendwas hören, aber ich war im wahrsten Sinne des Wortes sprachlos. Stummes Flehen hätte in meinem Blick gelegen, hat sie mir später einmal gesagt. Aber damals sagte sie nichts. Helfen konnte sie eh nicht. Sie zog bloß die Augenbrauen in die Höhe – ich konnte ihr eigenes Leiden in dieser Geste erkennen. Zwischen uns stand immer noch der Kuchen. Ich rührte nichts davon an, meine Kehle war wie zugeschnürt.

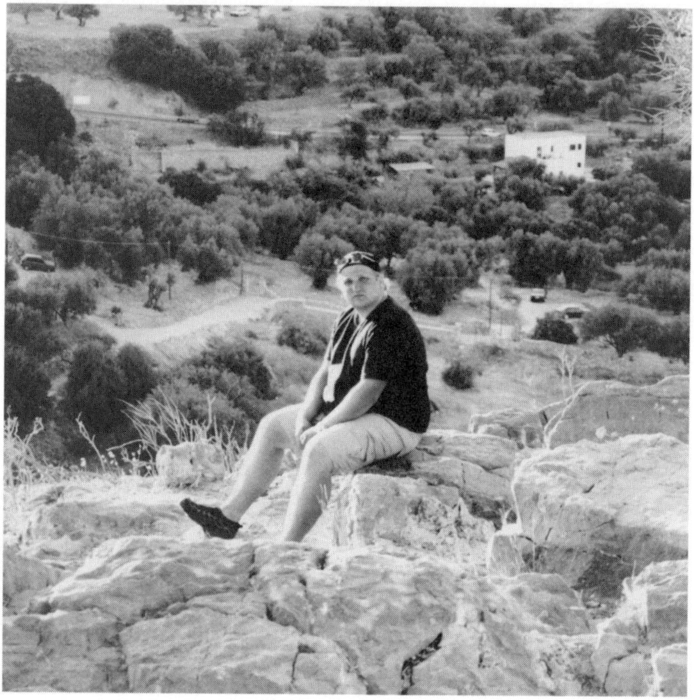

Stattdessen ging ich ins Badezimmer und holte die Waage unter dem Regal hervor. Ich überlegte kurz, wann ich mich zuletzt gewogen hatte: Drei Jahre musste das her sein, mindestens. 105 Kilo waren es damals gewesen, und ich war fest davon überzeugt, dass ich seither kein Gramm zugenommen hatte. Ich holte tief Luft, dann stellte ich mich kurz entschlossen auf die Waage.

117,3 Kilogramm.

Ich ging zu den Weight Watchers, noch am selben Abend. Und lernte, Punkte zu zählen. Und mich besser zu ernähren. Vor allem aber gründete ich ein neues Fußballteam im Verein meines Sohns und begann zu joggen. Ich wohnte damals etwa 400 Meter vom Hamburger Stadtpark entfernt. Anfangs schaffte ich am Stück gerade mal den halben Weg dorthin; in der ersten Zeit bin ich mehr gegangen als gejoggt. Keuchend schlich ich über die Sandwege der Grünanlage, ausschließlich nach Einbruch der Dunkelheit, in der Hoffnung, ich könnte meinen Anblick so gut wie möglich vor der Öffentlichkeit verbergen. Nichtsdestotrotz zogen jedes Mal Dutzende von leptosomen Läufern in knallengen Hosen an mir vorbei. Gott, war mir das peinlich.

Aber das Schöne am Joggen ist ja der unmittelbare Erfolg. Schon nach etwa zehn Tagen kam ich in einem Zug bis zur Parkgrenze, und einige Wochen später konnte ich eine komplette Runde um das Planetarium und zurück durchhalten – immerhin ganze fünf Kilometer. Das neu entdeckte Fußballspielen, das Laufen, die Ernährungsregeln der Weight Watchers – all das veränderte mein Leben wie im Zeitraffer. Man konnte dem Fett fast zuschauen, wie es wegschmolz.

Bereits ein halbes Jahr nach der Fotoschau wog ich 87 Kilo. Das fühlte sich gut an; ich war zufrieden. Und gerade das war fatal: Zufriedenheit macht träge. Ich ließ die Zügel schleifen, joggte unregelmäßig, ging nicht mehr zu den Weight Watchers. Und mein so vorbildliches Essverhalten wich der Scheiß-egal-Haltung, die ich von früher so gut kannte – die Jojo-Falle schnappte zu: Zwölf Monate später war ich wieder bei 112 Kilo angelangt. Und weil sich das wiederum gar nicht gut anfühlte, brachte ich mich im Frühjahr 2004 mit den gleichen Maßnahmen wie zuvor auf 92 Kilo runter.

Mit 92 Kilo fand ich mich okay, viele Muskeln, ein kleiner, netter Bauch, damit konnte ich leben. Meine Freundin auch: Wir haben geheiratet. Das ist jetzt zwei Jahre her.

Vor drei Tagen kam ich am Bad vorbei und sah, wie sich Andrea aufbrezelte.

»Huch. Gehst du weg?«

»Ja.«

Sie zupfte weiter an sich herum, den Blick auf den Spiegel gerichtet.

»Und wohin?«

»Guck mal auf den Kalender in der Küche. Claudia hat Geburtstag.«

Verdammt, sie hatte recht. Jedes Jahr waren wir bei ihrer Uraltfreundin Claudia eingeladen, eine verlässliche Konstante: immer die gleichen Leute, im Grunde gab es da auch seit Jahren die gleichen leckeren Sachen vom Türken, Schafskäsecremes und Tsaziki und…

Moment mal.

»Und ich? Bin ich nicht eingeladen?«

»Schon. Aber ich gehe diesmal alleine hin.«

»Äh… bitte?«

»Hast du in letzter Zeit mal in den Spiegel geguckt? Oder

hast dich auf eine Waage gestellt? Du lässt dich gehen, schon wieder. Und ich habe keinen Bock, das Spielchen schon wieder mitzumachen. Und unter uns Gebetsschwestern: Mir ist das echt ein bisschen peinlich, wenn wir zusammen losgehen.«

»Peinlich? Du schämst dich für mich?«

Sie war mit dem Auftragen des Lippenstifts fertig und sah mich zum ersten Mal während dieses bizarren Dialogs direkt an.

»Ja, genau. Ich schäme mich. Schlimmer noch: Ich fühle mich betrogen.«

»Hey, mach mal halblang. Ich gucke keiner anderen…«

»Das meine ich nicht.« Sie stand jetzt vor mir und piekte mir mit dem Zeigefinger auf die Brust.

»Ich fühle mich um dich betrogen. Um den Stephan, der du warst und sein könntest. Hast du eine Ahnung, wo der steckt? Mit dem würde ich jetzt gern auf eine Party gehen.«

Autsch. Das war hart. Aber bei Licht betrachtet durchaus fair, denn man konnte beileibe nicht behaupten, sie hätte ihre Meinung für sich behalten. Nein, meine Frau hatte mir immer wieder klar gemacht, dass sie mich für attraktiv hielt – innerhalb gewisser Grenzen. Dass sie durchaus auf kräftige, aber nicht auf dicke Männer stünde. Dass sie nichts gegen ein paar Kilos mehr hatte, aber schon etwas gegen das, was ich zur Zeit zu bieten hatte.

Dass sie es als mangelnde persönliche Wertschätzung ihrer Person gegenüber ansah, wenn ich aufhörte, auf mich achtzugeben und stattdessen anfing, unkontrolliert auseinanderzugehen wie ein Hefeteig. Die Rahmenbedingungen unserer Beziehung waren also auch von meinem Gewicht abhängig. Ich wusste, dass sie litt, wenn ich zunahm. Ich musste wirklich ernsthaft darüber nachdenken, warum ich das so oft einfach zu vergessen schien.

Ich stellte mich auf die Waage, nachdem die Tür ins Schloss gefallen war. Das hatte ich tatsächlich schon lange nicht mehr gemacht.
111,2.

Da war ich wieder. Da, wo ich nie wieder hin wollte. Mit einem Schlag war wieder alles da, was ich in den letzten dicken Monaten verdrängt hatte. Die schlechte Körperhaltung. Das heimliche nächtliche Leeren von Chipstüten. Die beiläufig gedankenlos konsumierte Schokolade, wenn welche in der Nähe herumlag. Mein immer wieder auf das Minimum reduzierte Sportprogramm, das ich immer lustloser absolvierte. Das miese Gefühl auf der Straße, wenn mir die Leute wieder zuerst auf den Bauch schauten. Und jetzt, als Wiederaufnahme im Programm, live und in Farbe und Dolby Surround: das miese Gefühl zu Hause.

Ich musste etwas ändern. Aber diesmal richtig.

Kapitel 2

Inschdidud füa Schpodmedsin

Tag 1: 111,0 Kilo

»Was wird'n das?«

Torben sah verwirrt auf mein Tablett. Kartoffeln, Sauerkraut, ein wenig Bratensoße. Nebenan ein Schälchen mit Rucola, wenige Zentimeter entfernt von einem Tellerchen mit einer Viertel Ananas und einem Glas Mineralwasser.

»Wieso?«

»Da fehlt der Kasseler«, sagte Torben. »Und überhaupt: Keine Cola? Kein Wackelpudding zum Nachtisch wie sonst? Machste Diät oder was?«

Torben arbeitet bei »Stern Gesund leben«, ein Ableger vom »Stern«, der in seinem inhaltlichen Auftrag komplett dem Titel entspricht. Als freier Journalist arbeite ich häufig bei der »Brigitte«, die im selben Verlagshaus wie der »Stern« beheimatet ist; wir benutzen also dieselbe Kantine. Ich gehe gern mit Torben essen, er hat einen ausgezeichneten Musikgeschmack, was prima mit einem meiner Jobs harmoniert – ich schreibe seit fast zehn Jahren für die »Brigitte« die Musikrezensionen. Und er hat Ahnung von Fußball, trotz seiner Leidenschaft für Hannover 96. Aber schließlich hat schon Nick Hornby belegt, dass man sich seinen Verein nicht aussuchen kann – der Verein kommt zu einem.

Wie auch immer: Gespräche mit ihm sind nie langweilig. Aber allein sein Job als Gesundheitsexperte macht die Wahl des Menüs ein wenig anstrengend, weil man sich per se ertappt wähnt. Das ist vergleichbar mit dem U-Bahn-Fahren: Sobald jemand »Die Fahrkarten, bitte!« ruft, durchfährt es mich kalt und ich fühle mich erwischt, obwohl ich seit 1983 durchgehend im Besitz einer Dauerkarte für den öffentlichen Personennahverkehr in Hamburg bin. Dabei unterliegt kein Gericht in der Kantine dem Tatbestand einer Ordnungswidrigkeit. Außerdem ist es Torben generell herzlich egal, was sein Gegenüber in sich hineinschaufelt, solange er in der Lage ist, mit ihm über Track fünf auf der neuen CD von Morrissey zu diskutieren. Das wurde mir in jenem Moment bewusst. Schließlich hatte er mein Normalprogramm aus Fleisch, Beilagen und Süßspeise nie kommentiert – trotz meiner Leibesfülle. Aber die gesunde Variante deutete er als Zeichen von extremer Verhaltensauffälligkeit.

»Diät? Ich? Ähm, na ja, also, tja… irgendwie schon.«

Er grinste.

»Gute Idee. Sehr gute Idee. Seit wann?«

Blöder Sack. »Seit jetzt.«

Er lachte laut auf. Die Verlagskaufleute am Nebentisch sahen erschrocken zu uns herüber.

»Nicht schlecht. Da bin ich ja Zeuge eines dereinst historischen Moments. Was hast du eigentlich so auf den Rippen? 105, 106?«

»In etwa.«

»Und was soll runter?«

Ich zuckte mit den Schultern. Ich wollte so vage wie möglich bleiben; so tun, als sei das hier gerade mal eine Laune von mir, unbedeutend und flüchtig wie das Zwischenhoch, das vor dem Fenster für einen der ersten richtig warmen Mai-Tage des Jahres sorgte.

»Och, mal sehen. So zehn, fünfzehn Kilo.«

Torben pfiff kurz durch die Schneidezähne.

»Alter Schwede, nicht schlecht. Und wie soll das gehen?«

»Na ja, vor ein paar Jahren hat das schon mal ganz gut geklappt, von wegen Ernährungsumstellung und so. Das will ich jetzt wieder durchziehen. Also, jetzt nicht wieder mit einer Ernährungsselbsthilfegruppe . Bloß so essen.«

»Und Sport? Joggen? Fußball?«

Das war der heikle Punkt meiner Mission. Bei der letzten Runde Gewichtsreduktion vor zwei Jahren war ich noch Sportler. Damals ging ich immer noch ab und zu joggen, aber in dieser Beziehung hatte ich den alten Schwung nie wieder gefunden. Vor allem aber spielte ich bis zum vergangenen Jahr Fußball, als Spielmacher bei den 5. Herren des USC Paloma Hamburg; jene Mannschaft, die ich nach Ansicht der fatalen Rhodos-Fotos über Nacht eigenhändig gegründet hatte. Innerhalb von ein paar Tagen hatte ich seinerzeit eine Art All-Star-Team meines Lebens zusammengetrommelt: meinen Bruder, ein paar Freunde aus dem Sportstudium, eine Handvoll Väter aus der F-Jugend-Mannschaft meines Sohns… Mit anderen Worten: Lauter Typen Anfang 30, die für Fußball brannten und die diese Leidenschaft zuvor für die erwachsenen Seiten des Lebens geopfert hatten.

Diese Mannschaft war faktisch eine der besten Ideen, die ich in diesem Jahrtausend hatte. Mittwochs Training, sonntags Spiel, ergo: reichlich Bewegung. Dazu enorm viel Spaß mit Gleichgesinnten und der sofortige Aufstieg in der ersten Saison. Ich trug sieben Saisontore und in etwa dreimal so viele Vorlagen dazu bei – mal ganz abgesehen davon, dass ich für die Jungs

Trainer, Betreuer und Allroundorganisator in Personalunion war.

Insgesamt fünf Jahre hatte mein zweiter Fußballfrühling gedauert, dann ging nichts mehr: Meine Knie, schon in den 90ern vorgeschädigt durch jahrzehntelanges Kicken auf knüppelharten Hamburger Ascheplätzen, waren endgültig hinüber. Nach den Spielen schwollen die Gelenke so extrem an, dass ich mehrere Tage danach kaum gehen konnte, geschweige denn laufen. Die Diagnose: Arthrose vierten Grades, beidseitig. Das ist das Stadium kurz vor dem Einbau künstlicher Gelenke, wie mir ein Orthopäde mit sorgenvoll gerunzelter Stirn erläuterte – neben dem dringlichen Rat, das mit dem Fußball mal lieber bleiben zu lassen, um den Status Quo der Knorpel so lange wie möglich zu bewahren. Ich musste meine Karriere also beenden. Beim traditionellen Saison-Abschlussgrillen nach meinem letzten Spiel im Juni 2005 wurde mir mein noch dreckverschmiertes Trikot sehr feierlich überreicht: Die Nummer zehn sollte in dieser Mannschaft nie mehr vergeben werden. Ich nahm es mit einem Kloß der Rührung im Hals entgegen. Ein halbes Jahr später löste sich das Team auf. Und ich hatte seitdem keinen richtigen Sport mehr gemacht, fast ein ganzes Jahr lang.

»Nee, Fußball fällt flach«, sagte ich zu Torben, »und Laufen auch. Meine Knie machen das nicht mehr mit. Ich muss mir noch irgendwas Gelenkschonendes überlegen.«

Torben nickte verständnisvoll. Er pickte drei Pommes und ein Bratwurstrad auf einmal auf die Gabel, tunkte das Ganze in Mayo und führte es zum Mund. In diesem Moment stellte ich die Gerechtigkeit der Welt schwer in Frage – der Typ hat definitiv kein Gramm Fett am Körper. Kauend sagte er:

»Inschdidud füa Schpodmedsin.«

»Hä? Bitte was?«

Er schluckte seinen Bissen herunter.

»Institut für Sportmedizin. Da solltest du hin. Ist auch bei dir um die Ecke. Die sagen dir, wie du optimal trainieren kannst. Wir haben schon öfter mit denen zusammengearbeitet. Ich ruf da gleich mal an und mache dir einen Termin.«

Tja. Hat er dann auch gemacht.

Und so saß ich am nächsten Morgen um zehn Dirk Howaldt gegenüber, einem der Ärzte im Inschdidud füa Schpodmedsin. An den Wänden hingen Zertifikate von nationalen und internationalen Verbänden, sogar vom internationalen Olympischen Komitee – der Boss des Ladens führt nicht nur die Namenszusätze Prof. und Dr. med., er betreut auch haufenweise Nationalmannschaften und Bundesligateams. Außerdem doziert er an der Uni. Ich hatte vor knapp 15 Jahren ein Semester lang in einer seiner Vorlesungen herumgelungert hatte.

Ich trug Joggingschuhe, eine weiße Turnhose und ein Trikot von Olympique Marseille, das am Bauch sehr spannte – ich hatte vergessen, dass ich dieses Teil in dünneren Zeiten erworben hatte, nämlich auf meiner Hochzeitsreise nach Lissabon. Ich korrigiere also: In sehr viel dünneren Zeiten. Dirk Howaldt sah mich an.

»Und?«

»Ich will abnehmen.«

»Aha. Und weiter?«

»Ich will wissen, welchen Sport ich machen kann. Und vor allem: Wie ich den machen kann. Wie oft, auf welcher Herzfrequenz, optimaler Fettverbrennungspuls und so.«

»Hat Torben erzählt. Und dass wir dich mal richtig rannehmen sollen.« Er duzte mich sofort, das mochte ich. Das ist der Skandinavier in mir, der Verfechter des Gleichheitsprinzips, der Siezen totalitär und blöd findet. Ist vielleicht pubertär, aber das Kind der Arbeiterklasse steckt einfach unausrottbar in mir.

Howaldt duzte weiter: »Er hat auch was davon erzählt, dass du Fußballer bist.«

»War. Ich habe fette Arthrose in den Knien, das geht nicht mehr.«

»Schwachsinn. Arthrose habe ich auch, das ist kein Grund, mit dem Kicken aufzuhören. Ich spiele auch noch jeden Sonntag. Und wie sieht es sonst mit Sport aus?«

Ich erzählte ihm von meiner Bewegungskarriere. Vom Fußball, Volleyball, Studium – und dass davon seit fast einem Jahr nichts mehr geblieben war als der gelegentliche Weg zur Arbeit mit dem Fahrrad.

»Na, dann wollen wir mal sehen.«

Es folgten drei spektakuläre Stunden ungeteilter fachärztlicher Aufmerksamkeit zum Schnäppchenpreis von 290 Euro inklusive Mehrwertsteuer. Ich wurde für ein großes Blutbild zur Ader gelassen, mein Herz per Ultraschall gecheckt, mein Körperfettanteil gemessen, meine Gelenk- und Muskelstruktur untersucht, schließlich wurde ich auf das Ergometer platziert und verkabelt, zur Ermittlung des Laktatwertes mehrfach ins Ohrläppchen gepiekst und für die Analyse der Atmung unter Belastung mit einer Furcht erregenden Maske versehen.

Der Reihe nach.

»Das Herz ist schon mal super«, sagte Dirk und schaute mit mir auf den Ultraschallmonitor, auf dem ich meine Herzklappe wild flattern sah, ein surreales, seltsames Erlebnis. »Darum musst du dir jedenfalls keine Gedanken machen.« Bei den Gelenken sah die Sache deutlich anders aus. Er zog an meinen Beinen, drückte an den Knien, bog die Schultern nach hinten und schritt schließlich zur Urteilsverkündung.

»Dein Bandapparat ist erstaunlich gut in Schuss. Aber deine Knorpel sind ziemlich heftig geschädigt. Merkst du das hier?« Er drückte mein rechtes Knie durch und zog es in derselben Bewegung nach unten. Ich schrie auf. »Arthrose sogar unter der Kniescheibe, Alter. Nicht schön. Und deine Beine…« Sorgenvoll blickte er an ihnen herunter.

»Das linke ist kürzer, um fast einen Zentimeter, würde ich sagen. Schon gewusst?«

Nö. Hatte ich nicht. Aber am meisten Sorgen, sagte Dirk, würde ihm mein Rücken machen: Schiefstellungen im Halswirbelbereich und im Becken, die dafür sorgten, dass die eine Schulter nach unten oder die andere nach oben… Oder so, ich konnte bei der Masse der Hiobsbotschaften nicht mehr folgen. Eine derartige Untersuchung hatte ich noch nie mitgemacht. Sie war genauer als jede andere zuvor in meinem Leben; ich bin noch nie so von innen nach außen gestülpt worden wie an diesem Vormittag. Das ließ mich für einen Moment tatsächlich über die Effizienz des kassenärztlichen Systems nachgrübeln. Die Leute hier waren das Geld wert. Andererseits erfuhr ich plötzlich Dinge, ohne deren Kenntnis ich womöglich auch nicht schlechter weitergelebt hätte.

Aber zum Ende hin gab es wenigstens eine gute Nachricht. Na ja, genau genommen war sie nur teilweise gut, in ihrer Konsequenz für meine Ambitionen.

»Abnehmen sollte kein großes Problem sein«, schloss Dirk. »Du hast nämlich extrem weiches Bindegewebe.«

»Das heißt?«

»Dass die großen Gewichtsschwankungen bei dir keine

Überraschung sind. Du nimmst schnell zu und schnell ab. Wie viel soll runter?«

»So 15 bis 20 Kilo.«

»Von 111? Sag ruhig 25, das kriegst du auch hin. Aber ehrlich gesagt: Im Grunde ist es mir scheißegal, wie viel du abnimmst. Ich will dich wieder auf dem Fußballplatz sehen.«

Das war rhetorisch gemeint. Er hatte mich ja noch nie spielen sehen. Und überhaupt…

»Wie soll denn das bitte gehen?«

Er drückte mir in mein Fleisch über dem linken Knie.

»Indem du was dafür tust. Für deine Patellasehne. Für die Muskulatur, die dein Knie hält. Je besser ausgebildet die ist, desto besser wird das Kniegelenk entlastet. Du bist ein ausgeprägtes Muskelpaket, aber ausgerechnet der Teil ist echt schwach. Kein Wunder, dass deine Knie knirschen.«

Er zeigte mir ein paar Übungen: einbeinige Kniebeugen beim Zähneputzen, Streckungen an der Wand für den Rücken…

»Super«, sagte ich.

»Ach was. Vergiss es. Machst du zu Hause ja doch nicht«, sagte er. »Geh mal lieber rüber aufs Rad.«

Und das tat ich. Im Nebenraum standen ein Laufband und ein Ergometer herum; außerdem wartete eine gewisse Karin darauf, mich mal ordentlich zu quälen. Ich musste mir das hellblaue und sowieso zu enge Olympique-Shirt vom Leib streifen, wurde mit einem halben Dutzend Elektroden übersät, mein Blutdruck im Liegen ermittelt, dazu mein Ruhepuls gemessen. Für die Analyse meiner Atmung bekam ich eine Art Maulkorb aufgesetzt.

»Laufband oder Fahrrad?«, fragte Karin lächelnd. Laufen fiel aus besagten Gründen weg, also bat sie mich auf das Ergometer.

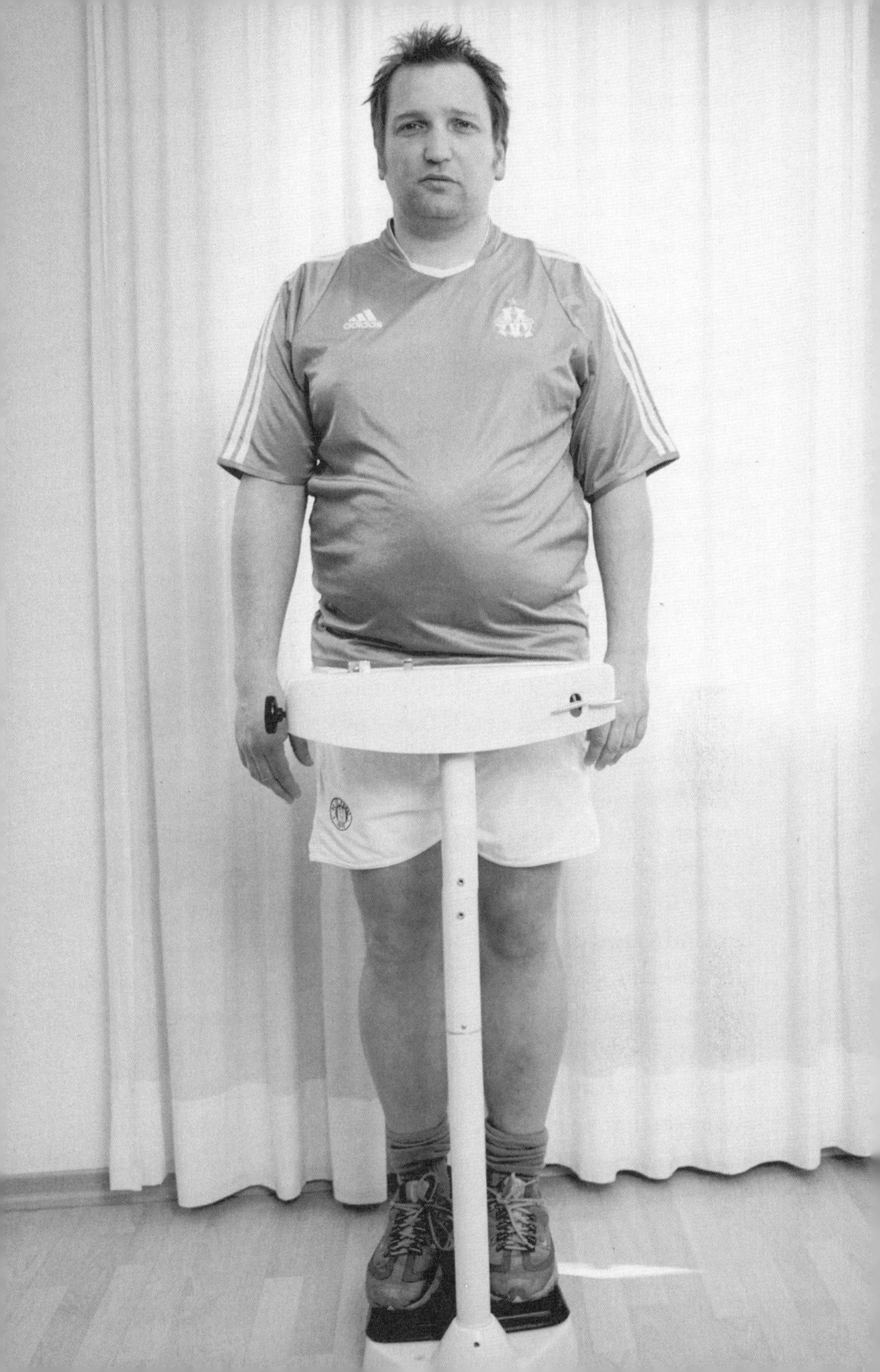

Ich bestieg es mit freiem, dickem Oberkörper, absurd verkabelt, hatte eine Art Darth-Vader-Maske im Gesicht und eine Blutdruckmessmanschette am Arm. Karin erklärte mir sanft und geduldig, dass sich der Widerstand alle drei Minuten stufenlos um 50 Watt erhöhen würde, und ich solange treten sollte, bis ich irgendwann schlapp machen würde.

»Zwischendurch nehme ich dir am Ohr Blut für den Laktatwert ab«, endete sie. Hatte ich schon von gehört, aber was das genau… Karin bemerkte meinen verständnislosen Blick und erzählte was von »Milchsäure«, aber ich hörte jetzt nur noch mit einem halben Ohr hin. Mein Hirn konnte die Fülle der Informationen einfach nicht mehr erfassen; ich wollte mich lieber endlich bewegen.

20 Minuten schaffte ich; am Ende stand ein Höchstwert von 280 Watt zu Buche. Ich war schweißgebadet und deutlich schlauer als vorher: Unter meinem Körperfettanteil von 30,3 Prozent steckte in Ansätzen ein Athlet. Das war das Beste an dem Bericht von Dirk und Karin, den ich später in den Händen hielt – neben dem Satz »38-jähriger Mann in gutem Allgemeinzustand«. Ansonsten ächzte und knarzte es an allen Ecken und Enden: Beckenschiefstand, Muskeln verkürzt, Halswirbelsäule krumm, dazu ein BMI von 36 – normal ist irgendwas zwischen 20 und 25. Ich hatte viel Arbeit vor mir.

»Und jetzt?«, fragte ich Dirk.

»Gehst du Radfahren. Und Schwimmen. Oder ins Fitnessstudio, und machst Ausdauersport, und zwar mit einer Herzfrequenz zwischen 135 und 145«. Das sei zwar tendenziell öde, wenn man Sport vor allen Dingen mit dem Ball schätzte, würde aber, Moment mal – er blickte auf den Zettel – mit verbrannten 13 Kalorien pro Minute belohnt werden.

»Und vor allem: Sieh zu, dass du Muskeln aufbaust. Die verbrennen mehr als Fett, und deine Gelenke danken es dir sowieso. Und in sechs Wochen kommst du nochmal vorbei, dann checken wir dich nochmals. Am Anfang passiert nämlich am meisten im Körper.«

Ich stand auf und bedankte mich, aufrichtig und herzlich. Dirk grinste mich an.

»Ich würde dir ja gern viel Spaß wünschen«, sagte er, »aber ich fürchte: Es wird keiner werden.«

Endlich mal ein Arzt, der einem ungeschminkt die Wahrheit ins Gesicht sagt. Ohne Umschweife begab ich mich in ein Fitnessstudio.

Kapitel 3

Die 92 muss stehen

Tag 6: 109,8 Kilo

Wir Männer brauchen im Leben ein Ziel; das Hineinleben in den luftleeren Raum ist nichts für uns. Wir müssen Häuser bauen, Bäume pflanzen, Söhne zeugen. Wir können im Urlaub nicht bloß am Strand herumliegen. Wir spielen lieber Beachvolleyball oder Tennis – da gibt es am Ende ein Ergebnis, Zahlen, die Beleg und Beweis unseres Schaffens sind. Ich hatte jetzt auch ein Ziel, eine Zahl. Sie lautete:

92.

Ja, 92 Kilo wollte ich bald wieder wiegen. Auch wenn der neue Doktor meines Vertrauens noch eine Schippe drauflegen wollte. Oder wegnehmen, wie immer man die Sache sah. Ich wollte diese Sache eher behutsam angehen. 92 Kilo, das bedeutete immer noch einen Abtrag von 19 Kilo. Legte man ein Kilo Abnahme pro Woche als realistische Marke zugrunde, würde das gute viereinhalb Monate dauern – also hätte ich mein Ziel pünktlich zum Ende des Sommers erreicht. Nein, das wollte ich jetzt konkreter haben. Wie gesagt, Männer brauchen ein klar formuliertes Ziel. Also tackerte ich mir ein Memo in die Windungen meines Kleinhirns: An meinem Geburtstag am 1. Oktober bitte 92 Kilo wiegen. Danke.

»Und wieso 92?«, fragte mein Kumpel Steffen. »Ich verstehe ja nicht viel von Gewichtsgrößen, aber ist das nicht immer noch ein bisschen viel?«

Wir saßen im Kino. Die Werbung lief, gerade kam ein Spot mit Steffi Graf, den Steffen persönlich mit ihr in Las Vegas produziert hatte. Auch ein schöner Job, objektiv betrachtet. Er warf sich beherzt eine Ladung Popcorn in den Schlund, während ich mich verkrampft an einem Literbecher Cola Light festhielt. Steffen hatte mich kennengelernt, als ich gute 80 Kilo auf den Rippen hatte. Wir haben zusammen studiert, zusammen gewohnt, zusammen das Studium hingeschmissen und uns durch die Hintertür in die Mittelschicht geschlichen, zusammen in der selben Mannschaft Fußball gespielt (Richtig, USC Paloma 5). Alles in dieser Reihenfolge. Wir haben am selben Tag Geburtstag, sind etwa gleich groß und beide mehr oder weniger blond. Er wiegt 70 Kilo. Ich 110.

»Ich meine: Gibt es nicht so was wie'n Idealgewicht?«, hakte er nach und schob die nächste Handvoll Popcorn hinterher. »War das nicht 65 oder 75 für so Typen wie uns?«

»Eigentlich schon«, sagte ich und fragte mich unwillkürlich, wieso ich fast ausschließlich mit gierschlundigen Hungerhaken verkehrte, »aber eben nur eigentlich. Wir sind nun mal alle unterschiedlich, in Aufbau und Struktur. Du siehst mit 92 Kilo fett aus, so viel steht fest. Ich dagegen verdammt gut.«

»Na klar, sicher. Träum weiter. Und als Nächstes erzählst du mir, dass du schwere Knochen hast.«

»Genau.«

Tatsächlich glaubte ich fest an die Schwere-Knochen-Theorie. Ich war immer schwer gewesen für mein Alter, meine Größe, mein Leben.

»Aber im Ernst: Du erinnerst dich an unsere Hochzeit?«

»Klar. War nett.«

»Und? War ich fett?«

»Würde ich nicht sagen. Eine kleiner Bauch, so mit dem Hemd in der Hose, schicker Anzug übrigens. Welche Marke war das noch mal? Aber fett…? Nein, gar nicht.«

»Sah ich gut aus?«

»Ja, Schatz. Du warst der Beste.«

»Idiot. Aber ich sag nur: 92 Kilo. Nix als schwere Knochen und Muskeln. Deshalb: 92.«

Tatsächlich war ich schon als Kind immer viel schwerer als die anderen gewesen, aber nicht unbedingt dicker. Bloß sehr viel muskulöser. Und das verstärkte sich noch im Laufe der Pubertät. Ich erinnere mich an ein Fußballspiel in den fernen 80er Jahren. Ich war siebzehn und zu jener Zeit ein hinreichend begabter Linksverteidiger mit ausgeprägtem Offensivdrang, Typ Philipp Lahm, nur ungefähr zehn Zentimeter größer. Es bestand noch keine Schienbeinschützerpflicht, die Hosen saßen eng und waren kurz, und ich beackerte die linke Außenbahn meist mit heruntergerollten Stutzen, wie der legendäre Hans-Peter Briegel. Nie wurde auf Fußballplätzen mehr Bein gezeigt als in den frühen Achtzigern.

Das war nicht anders bei einem Fußballspiel in Wandsbek. In Höhe der Mittellinie standen zwei Mädchen an der Balustrade, die sich angeregt und kontrovers über meine Waden unterhielten.

»…sind nie im Leben Muskeln«, hörte ich bei einem Vorstoß die eine sagen. Beim nächsten Mal schnappte ich »…bin da echt nicht so sicher…« von der anderen auf. Aus den Augenwinkeln beobachtete ich, dass die beiden meine Beine mit den baumstammstarken Waden und den Oberschenkeln der Marke Gerd Müller nicht aus den Augen ließen. Das war bemerkenswert, denn schließlich waren sie eigentlich wegen des gegnerischen Liberos da – und nicht wegen mir. Abgesehen davon machte es mich irgendwie nervös und führte daher zu einigen haarsträubenden Abspielfehlern. Bei einem Einwurf auf ihrer Höhe knöpfte ich sie mir dann vor – ausgerechnet ich, der sonst bei Mädchen das Maul nie aufbekam.

»Passt mal auf, Mädels«, sagte ich zu ihnen, den Ball unter dem rechten Arm geklemmt, während hinter mir 21 Nachwuchsfußballer und ein Schiedsrichtergespann auf den Fortgang der A-Jugend-Leistungsklassenpartie zwischen dem SC Concordia Hamburg (die anderen) und Altona 93 (wir) warteten. »Ich würde hier gern in Ruhe weiterspielen. Das hier sind hundert Prozent Muskeln, garantiert.«Ich legte ein Bein zu Demonstrationszwecken auf das Geländer. »Könnt ihr euch gern selbst von überzeugen«.

Haben sie dann auch gemacht. Ich bekam eine gelbe Karte wegen Spielverzögerns oder Befummelnlassens; der Schiri war in dieser Hinsicht nicht wirklich eindeutig. Egal, das war's mir wert.

»Und wie war das jetzt?«, fragte Steffen weiter. »Wo machst du jetzt Sport? In einer Muckibude? Ausgerechnet du?«

Ja, ausgerechnet ich. Ich erzählte ihm, wie ich vor ein paar Tagen in einem Fitnessstudio angeheuert hatte.

Mein neues sportliches Zuhause hatte ich schon seit Monaten im Auge gehabt, was vor allem daran lag, dass es einfach nicht zu übersehen war: Die Filiale einer Fitnesskette in Hamburg-Eppendorf lag an der Ringstraße; fast alle Wege Richtung Südwesten führten dort vorbei. Es war groß, dieses Institut zur Körperertüchtigung. Hinter der riesigen Fensterfront sah ich stets demonstrativ schwitzende Menschen, wenn ich an der Ampel in meinem japanischen Mittelklassewagen auf Grün wartete. Girlanden von roten und blauen Luftballons waren über die Fassade gezogen, was mich immer ein wenig an ostdeutsche Gebrauchtwagenhändler kurz nach der Wende erinnerte. Abends färbte der Neonschriftzug den halben Stadtteil in rotes und blaues Licht. Einerseits flößte mir diese Art von Etablissement Respekt ein, andererseits stieß es mich auch ab.

Denn Sport sah für mich eigentlich immer anders aus. Ich brauchte einen Ball, ein Tor, einen Korb, von mir aus eine Strecke inklusive Ziellinie, zu Lande und im Wasser. Was ich generell am Sport schätze, ist der Wettbewerb. Fitnessstudios sind dagegen ein rationaler Kampf mit sich selbst: Es gibt niemandem, mit dem man sich messen kann. Nur mit dem eigenen inneren Schweinehund. Messbar sind ein erhöhtes Gewicht an den Maschinen und ein niedrigeres auf der Waage. Dirk Howaldt hatte schon Recht: Spaß sieht irgendwie anders aus. Aber mir waren die Alternativen ausgegangen.

Muskeln aufbauen und Fett verbrennen, das war jetzt mein Auftrag. Das sollte hier eigentlich klappen. Und ich wusste, dass der Laden vergleichsweise günstig war. Vergleichsweise günstig ist vergleichsweise gut für etwas, auf das ich eigentlich keinen Bock hatte. Also fuhr ich mit dem Fahrrad vor, direkt nach meinem Auftritt im Institut für Sportmedizin. Unsicher betrat ich den Vorraum. Aus den hinteren Räumen wehte »Carwash« von Christina Aguilera in den Eingangsbereich. Auch das noch. Hinter dem Tresen stand ein Typ von knapp über 20, rotes Adidas-Trainingsshirt, schwarze Adidas-Trainingshose im selben Design. Er musterte mich kurz.

»Hi, kann ich was für dich tun?«, fragte er ausdruckslos.

Noch so ein Duz-Sozialist. Cool.

»Äh, ja, also, ich soll… Mein Arzt meint… Also, ich wollte halt mal wissen, wie das hier so geht bei euch.«

»Du willst ein Probetraining?«

Erstaunlich, wie einfach man die Dinge auf den Punkt bringen kann, wenn man nicht ständig hirnlos herumstammelt.

»Genau.«

»Und wann kannst du?« Er schlug ein beeindruckend großes Buch auf, in dem die Crew des Ladens ihre Termine vermerkte. Aufgeklappt hatte es die Ausmaße eines handelsüblichen Küchentisches. Ich fragte mich, ob da vielleicht sämtliche Trainingstermine aller knapp 130 Partnerstudios weltweit drinstanden (diese Information über die Verbreitung des Instituts hatte ich vom Werbebanner über dem Kopf des Adidas-Typen entnommen).

»Fast immer. Ich bin flexibel.«

»Morgen Nachmittag um… 16 Uhr?«

»Oh, nee, schade, da geht's gerade mal nicht.« Ich musste meinen Sohn zum Training bringen.

»Oder vormittags? Donnerstag um 10?«

»Wie dumm. Da bin ich auf Dienstreise.« Tatsächlich war ich wie jeden Donnerstag mit meinem Freund Till zum Frühstück verabredet. Ich werde doch wegen dieser Muckibuden-Fuzzies nicht mit Traditionen brechen. Trotzdem begann ich mich gerade zu fragen, ob die Sache mit der Flexibilität nicht auch so ein Selbstbetrugsding war.

Mein Gegenüber blieb geduldig. Vielleicht war es ihm auch bloß egal. »Okay. Sag du mal was.«

Ich überlegte kurz. Meine Sachen hatte ich dabei. Durchgeschwitzt und zu eng zwar, aber am Start. Und wo ich schon mal hier war…

»Geht nicht jetzt?«

Ich sagte das vor allem, um mich selber auszutricksen. Jeder Termin, der später als genau jetzt war, ließ mir einen Fluchtweg offen. Ich bin ein begnadeter Ausredenerfinder, das bringt der Job als freier Journalist mit festen Abgabeterminen so mit sich. Außerdem bin ich ein Mann. Und als Dicker war ich ohnehin gut darin, mich selbst zu bescheißen. Also: Jetzt. Oder wahrscheinlich nie.

»Also, nee, jetzt ist ganz… Oh, warte mal.« Der Adidas-Mann sah auf seinen Terminküchentisch. »Da hat tatsächlich jemand abgesagt. SHIRLEY!«

Ich schwöre: Er hat wirklich »Shirley« gebrüllt.

Und Shirley kam. Sie hatte exakt das gleiche Outfit am Leib wie die Tresenkraft. Aber sie war gut eineinhalb Köpfe kleiner und sehr, na ja, sagen wir kompakt. Sie war auf den ersten Blick eine Energiekugel. Wie ein Flummi, dachte ich – einmal in Bewegung, würde sie bestimmt über Stunden nicht mehr stillstehen.

»Hast du gerade Zeit für ein Probetraining für den Herrn hier?«, fragte ihr Kollege.

Shirley weitete ihre großen fröhlichen Augen noch mehr.

»Klar!«, rief sie gutgelaunt. Ich durfte also eintreten: Zum ersten Mal passierte ich das Drehkreuz am Eingang des Fitnessstudios in Hamburg-Eppendorf.

Dann bekam ich eine Codekarte ausgehändigt. Shirley führte mich quer durch das Erdgeschoss Richtung Männerumkleide.

»Zieh dich erst mal um«, sagte sie freundlich. »Ich warte vorne.«

In der Kabine war nicht viel los, es war ja auch ein früher Nachmittag. Normale Menschen gehen zu dieser Tageszeit einem ordentlichen Beruf nach oder versorgen ihre schulpflichtigen Kinder. Drei Gestalten waren dennoch anwesend. Zwei, beide wohl südländischen Zuschnitts, schlüpften gerade in ihre trendigen Trainingsklamotten und unterhielten sich auf Englisch über Musik. Ihre Oberarme waren verdammt muskulös, die Bäuche unter den engen Trainingsshirts gut als Sixpacks erkennbar. Ein Dritter kam, kurz nachdem ich eingetreten war, aus der Dusche, ein Handtuch locker um die Hüften gelegt, noch besser definiert in Sachen Muskulatur. Er begrüßte die anderen Jungs überschwänglich. Einer stand auf und begann, sehr geschmeidig eine kleine Choreographie zu tanzen, die anderen lachten wissend. Okay, der Fall war klar: Musicaltänzer mit Insiderjoke. Davon hatten wir ja genug in unserer Stadt (Musicals samt Tänzern, meine ich). Und wer sonst konnte um halb zwei mittags mitten in der Woche etwas für seine Fitness tun? Von mir aus gern. Der Haken war bloß: Ich musste an ihnen vorbei. Und mich vor ihren Augen umziehen. Das hier war eine harte Prüfung.

Die nächste bestand darin, Shirley gegenüberzutreten. Ich sah lächerlich aus in meinem hellblauen Trikot mit der Wampe darin. Außerdem müffelte das Teil nicht unerheblich nach Schweiß und ollem Turnschuh. Tatsächlich sah man zum ersten Mal einen Hauch von Irritation auf dem Gesicht meiner Fitnesstrainerin, als sie mich aufforderte, ihr gegenüber Platz zu nehmen. Vor ihr lag ein Bogen Papier. Anamnese. Sie fragte nach Namen, Alter, Größe und Gewicht. Nach Vorschäden und chronischen Krankheiten. Nach Allergien und sonstigen Limitierungen.

»Okay, Stephan. Warum bist du hier?«

»Ich trainiere für den Ironman nächsten Monat und brauche noch etwas Feinschliff.«

Ich hatte die Erfahrung gemacht, dass man das Offensichtliche in so einem Fall wie meinem ironisch brechen und somit die Situation auflockern kann. Nicht bei Shirley. Sie sah mich bloß verständnislos an. Ich seufzte.

»Kleiner Scherz. Ich will abnehmen.«

»Ach so.« Sie atmete erleichtert auf. »Das heißt, du hättest gern eine Kombination aus Kraftaufbau und Ausdauer-Fitness-Training.«

Ich nickte und war beeindruckt. Was sich später relativierte, als sich herausstellte, dass praktisch jeder Studiobesucher genau das machte.

Shirley erklärte mir, dass sie mit mir »jetzt einen Fitnesstest zur Ermittlung des Trainingspensums…«

»Hab' ich gerade schon gemacht.«

Ich legte ihr den Befund von Dirk vor. Jetzt war *sie* beeindruckt.

»Super, die sind toll in dem Institut, und viel genauer, als wir es hier sein können.« Sie überflog das Schreiben. »Okay, der Trainingsbereich wäre damit geklärt. Und auch, dass du vor allem an deinen Oberschenkeln arbeiten musst, zur Entlastung der Kniegelenke. Dann legen wir mal los.«

Zum Aufwärmen setzte sie mich für zehn Minuten auf ein Fitnessfahrrad, dem nicht unähnlich, auf dem ich vor einer Stunde noch geschwitzt hatte wie in einer original finnischen Sauna in Rovaniemi. Der Unterschied war nur der, dass ich jetzt gut sichtbar hinter dem Schaufenster saß und auf die Breitenfelder Straße schaute. Etwa 30 Meter entfernt war die Ampel, an der ich so oft mit dem Auto gestanden und in genau dieses Fenster geschaut hatte. Ich stellte fest, dass es ein Blickfang für alle war, die der nächsten Grünphase harrten; andere optische Reize hatte die Gegend einfach nicht zu bieten. Zu allem Überfluss musste vor wenigen Minuten in der Gesamtschule nebenan Unterrichtsschluss gewesen sein, denn ganze Hundertschaften von johlenden Teenagern zogen feixend vorbei, zeigten mit dem Finger auf mich und schnitten doofe Grimassen. Aus den Boxen beschallte mich nun Britney Spears. Ich beschloss, das Ganze für heute mal nicht persönlich zu nehmen.

Shirley führte mich ein Stockwerk höher zu den Geräten, die so ähnlich hießen wie die Schulklassen, die mich vorher verarscht hatten: A9, B5, D7… Für mich waren die Gruppen A (für die Knie) und R (Rücken und Bauch) am Wichtigsten.

»Mit wenig Gewicht für die Knie anfangen«, riet Shirley. Ich hatte mal eine Zeitlang bei Kieser trainiert, ein Fitnessstudio, das nur auf Geräte spezialisiert ist und dieser Abteilung gar nicht so unähnlich war. Nur dass Shirley zu wenig Gewicht und vielen Wiederholungen (»drei mal 20!«) riet und es bei Kieser genau umgekehrt war. Das juckte mich aber nicht. Viele Wege führen bekanntlich nach Rom.

Shirley jedenfalls schien zu wissen, was sie tat, was ein wenig mein sorgsam gehegtes Muckibuden-Vorurteil erschütterte. Sie konnte jeden einzelnen Muskel mit seinem lateinischen Namen anzeigen, die jeweilige Wirkungsweise erklären und darüber hinaus diagnostizieren, wie es bei mir um ihn bestellt war. Als wir den Gerätebereich verließen, erklang Coldplay aus der Deckenbox. Ich deutete das als gutes Omen.

»Für Herz-Kreislauf- und Ausdauertraining gibt es verschiedene Möglichkeiten«, sagte Shirley, als wir uns wieder im Parterre befanden. »Das Laufband geht ja wegen deiner Knie nicht. Eine Sorte Fahrrad kennst du schon, auf der anderen« – sie tätschelte mit der rechten Hand liebevoll besagtes Objekt – »sitzt du tiefer, das hat einen anderen Winkel. Du kannst aber auch auf den Crosstrainer gehen.« Sie deutete auf eine Frau, die

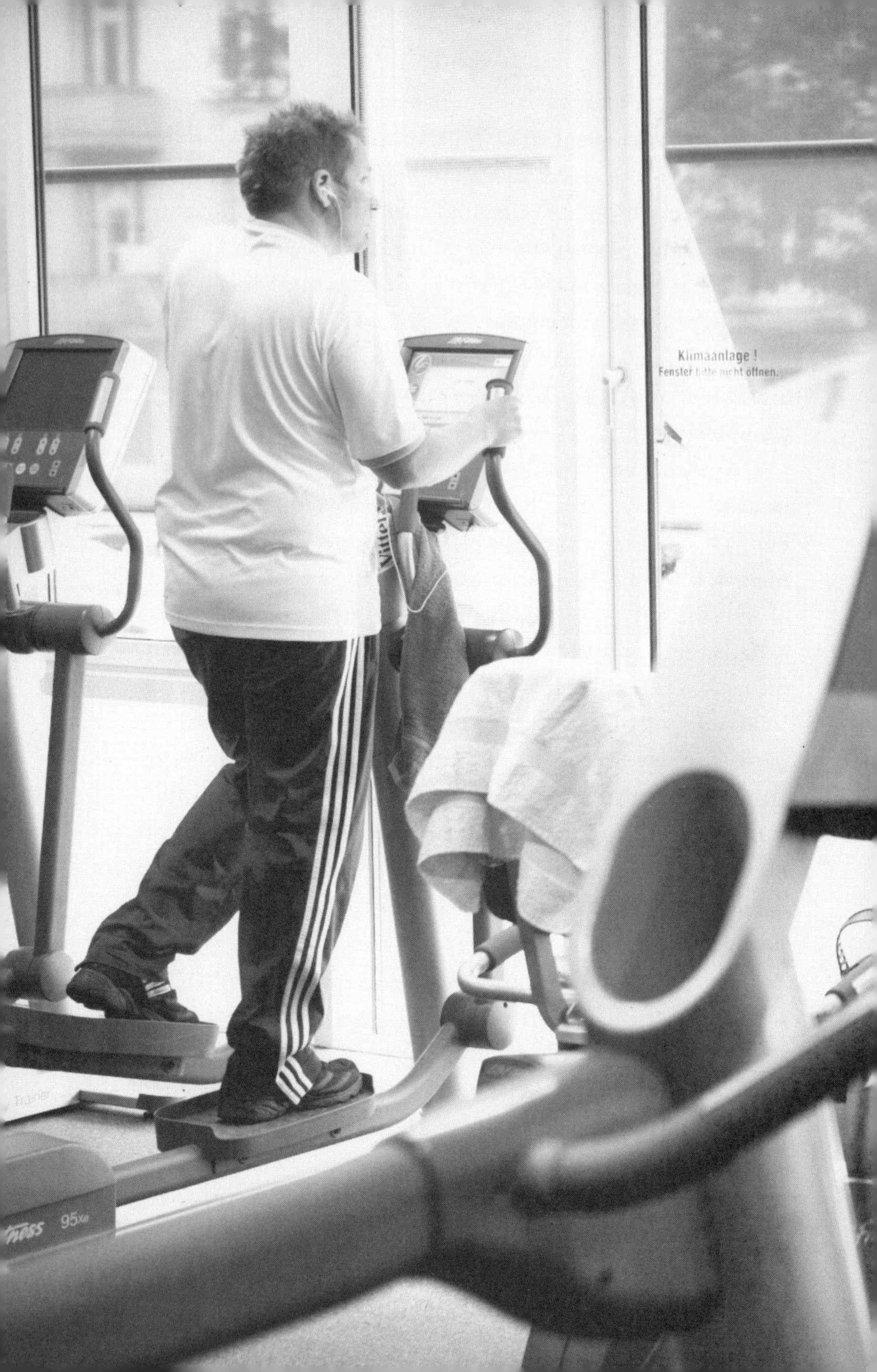
Klimaanlage !
Fenster bitte nicht öffnen.

zehn Meter entfernt auf einem seltsamen Gerät Sport trieb. Wie ein Fahrrad, das man nur im Stehen betätigt. Joggen auf elliptischen, waagerechten Stelzen. Von allen Geräten sah das hier am Albernsten aus. Entsprechend unwillig schaute ich wohl aus; abgesehen davon war ich ziemlich am Ende, schließlich hatte ich körperlich heute schon mehr geleistet als an allen Tagen zusammen im vergangenen Jahr, seit dem Ende der letzten Saison .

»Probier doch mal. Ist gerade für Leute mit Knieproblemen echt gut.«

Na gut. Ich stellte mich darauf. Shirley drückte ein paar piepsende Knöpfe und legte so ein paar Koordinaten fest – Gewicht (111), Schwierigkeitsstufe (10), Trainingszeit (20).

»Leg los!«, rief sie und strahlte mich an.

Und ich legte los. Es war spektakulär: Die Bewegung des Joggens, aber ohne die Belastung der Knie, weil meine Beine dabei nicht stumpf auf den Boden aufprallten. Ich war wie elektrisiert. Die 20 Minuten waren zu schnell für mich vorbei, ich hätte noch Stunden so weitermachen können.

Was soll ich sagen: Ein paar Minuten später war ich für 49 Euro im Monat das frisch gebackenste Mitglied der Fitnesskette.

Ob Steffen davon beeindruckt war, zumindest ein bisschen? Keine Ahnung. Bevor er etwas sagen konnte, begann der Film. Das Einzige, was ich noch von ihm hörte, war das Rascheln seiner Finger in der Popcorntüte.

Kapitel 4

Kippende Schalter

Tag 15: 107,2 Kilo

Letzte Woche ist der Schalter gekippt, beim Zähneputzen. Ich wurde wie jeden Tag von der nervigen Morningshow eines notorisch gutgelaunten Hamburger Privatradiosenders geweckt, döste wie jeden Tag bis zu den nächsten Wetter- und Verkehrsansagen, quälte mich wie jeden Tag aus dem Bett, weckte meinen schulpflichtigen, pubertierenden Sohn und schlurfte ins Bad. Mit nur halbgeöffneten Augen gab ich Paste auf meine Zahnbürste, begann lustfrei meine Zähne zu putzen, kratzte mich am Bauch und sah in den Spiegel. Genau in diesem Moment sprang der Schalter in meinem Hirn um, mit einem lauten Klick. Einfach so.

Wovon ich hier rede? Na, von diesem kleinen Schalter, der in der einen Stellung dafür sorgt, dass ich in nur wenigen Minuten ohne mit der Wimper zu zucken einen Liter Walnusseis von Mövenpick inhaliere. Und in der anderen dafür, dass ich mir jede Scheibe fettarmer Geflügelwurst dreimal gut überlege. Jeder hat ihn, glaube ich jedenfalls. Die meisten haben wahrscheinlich ungehinderten Zugang zu ihm und deshalb die totale Kontrolle. Ich nicht. Dieser Schalter stand bei mir fast zwei

Jahre lang ununterbrochen auf Mövenpick. Und Chio Chips. Und Frikadellen, Currywurst, Mozartkugeln, New York Cheesecake. Und das Gemeinste daran ist: Er war ziemlich gut versteckt in meinem Kopf. Ich konnte ihn einfach nicht finden, es war kein Herankommen. Nicht, dass ich nicht gewollt hätte, das schon. Aber mir fehlten die Mittel, den Schalter aufzuspüren, ihn umzulegen und mich so zu ernähren, wie es mir gut getan hätte: fettarm, frisch, vitamin- und nährstoffreich.

Und jetzt: Klick. In diesem sehr banalen Stück Alltag wurde mir schlagartig klar, dass irgendein besonders aufmerksamer Teil meines Bewusstseins von einer Sekunde auf die nächste schnell und effektiv meinen inneren Schweinehund kaltblütig umgebracht hat.

Und plötzlich wurde alles leicht, was vorher schwer war: Keine Chips mehr. Kein Eis. Schinken einlagig, wenn's denn unbedingt Brot sein musste. Nur noch Wasser, fettarmes Zeugs und viel Obst. Und nichts, aber auch gar nichts fehlte. Auf einmal legte ich eine Disziplin an den Tag, die ich völlig ironiefrei übermenschlich nennen möchte, und pfiff dabei fröhlich ein Lied nach dem anderen, rein metaphorisch gesprochen, versteht sich. Ich machte das nicht zum ersten Mal, ich kannte das von mir, aber befremdlich fand ich es immer noch. Wie funktionierte das bloß?

»Keinen Schimmer. Aber Männer können so was einfach«, sagte eine Kollegin, deren Kerl kürzlich erst extrem viel Ballast abgeworfen hatte. Stimmt wohl: Wir Männer sind in solchen Fragen einfach extremer. Ob das gesund ist? Keine Ahnung. Es tat mir bloß gut. Etwa zwei Kilo waren in der ersten Woche verschwunden. So machte das Ganze Spaß.

Meine neue, gesunde Ernährung basierte in etwa auf dem, was ich bei meiner ersten Abnehmerfahrung bei den Weight

Watchers gelernt hatte. Was sich aber imgrunde nicht von allen anderen einigermaßen seriösen Methoden unterscheidet: Weniger Fett, weniger Brot, mehr Vollkorn, mehr Gemüse und Obst, und mehr Sport sowieso. Und dass es sich dabei um keine Diät handelte, sondern um eine »Ernährungsumstellung«, habe ich so ziemlich als Erstes gelernt, als ich damals bei den WW anheuerte.

Ich hatte in jenem August 2000, sofort nach meinem Oha-Erlebnis auf der Waage, bei der Auskunft angerufen und nach einer Servicenummer der Weight Watchers verlangt. Ich hatte irgendwie keine andere Idee, denn dass die »Brigitte«-Diät für mich nicht gemacht war, konnte ich Jahr für Jahr nachlesen: Das ständige akkurate Kochen und das pingelige Kalorienzählen passte nicht wirklich in mein Leben. FDH hatte meine Mutter vor meinen Augen mehrere Jahrzehnte lang ausprobiert und mich vom ausgeprägten Misserfolg dieser Methode überzeugt. Und alles andere – von Eier- über Ananas- bis hin zu Brottrunk-Diät – verbot sich schon aus Gründen des puren Menschenverstands. Von größeren nachhaltigen Erfolgen hatte ich in Sachen Weight Watchers durchaus schon gelesen, aber mich selbst hatte es bis dato nicht dorthin getrieben. Ich hatte immer das Bild einer Sekte im Kopf, so eine Art First Church of Holy Fatburners. Gewichtsverlust via Gehirnwäsche, uah. Gruselig. So dachte ich damals, und wie sich zeigen sollte, lag ich bei manchen Gruppensitzungen nur eine Handbreit daneben. Aber in diesem Moment war der Fettsack auf dem Urlaubsfoto am Strand von Rhodos noch viel gruseliger für mich. Und die Zahlenkombination 117 auf der Waage der nackte Horror. In Barmbek-Uhlenhorst treffe sich am selben Abend eine Gruppe, teilte mir die freundliche Hotline-Beauftragte fernmündlich mit.

Eineinhalb Stunden später stand ich in einem Hamburger Stadtteilzentrum am Ende einer sehr langen Schlange mit sehr vielen, sehr dicken Frauen. Sie alle harrten geduldig aus, um am Ende dieses Weges auf eine Waage steigen zu dürfen (die meisten zogen vorher noch ihre Jacken aus, einige sogar die Schuhe). Das Ergebnis konnte nur eine vergleichsweise zierliche Blondine an der anderen Seite des Tisches sehen. Diese übertrug die Zahlen auf einen Zettel und in die Heftchen, die ihr von den dicken Frauen gereicht wurden. Ihrer Miene konnte man nie ansehen, wie sich welche Kandidatin im Laufe der Woche geschlagen hatte. Als ich an der Reihe war, sagte sie bloß »Hallo« und sah mich erwartungsvoll an.

»Ja, auch hallo. Also, ich war noch nie... Ich weiß auch gar nicht, wie das so geht bei Ihnen.«

»Kein Problem. Setzen Sie sich einfach mit rein, schauen Sie sich die Gruppensitzung an, und hinterher erzähle ich Ihnen dann was über uns, okay?«

War okay. Ich ging links am Tisch vorbei in einen Raum, der die Gemütlichkeit eines Berufschulklassenzimmers ausstrahlte: weißgetünchte hohe Wände, an der Decke Neonröhren hinter Gitterkästen, grauer Linoleumboden, einfache Plastikstühle. Ich schnappte mir einen von ihnen in der letzten Reihe und sah mich unauffällig um. Das heißt: Ich wollte mich unauffällig umsehen, aber die Blicke von knapp 25 Frauen ruhten auf mir; einige tuschelten sogar konspirativ miteinander. Der Grund dafür lag auf der Hand: Ich war der einzige Kerl in ihrer Mitte. Abnehmen, und dann noch öffentlich, war offensichtlich immer noch weitgehend weiblich besetzt. Stimmt eigentlich: Hatte ich je meinen Opa von Diät reden hören? Nein, trotz seines dicken Bauches nicht. Meine Oma hingegen war besessen vom Abnehmen. Was man dummerweise nicht wirklich sah.

Die Blonde entpuppte sich als Gruppenleiterin, und ihre erste Amtshandlung bestand darin, The Greatest Hits der letzten Woche zu verlesen. »Heute haben wir einige Abnahmen von über einem Kilo«, sagte sie. »Fangen wir mit Frau Schreiner an: 1,4 Kilo!«

Heftiger Applaus brandete auf, begleitet von »Ohhhs« und »Ahhhs«; eine Frau rief laut »Super!«. Ich erschrak – mit so viel südländischem Enthusiasmus mitten in Norddeutschland hatte ich nicht gerechnet. Frau Schreiner, eine unauffällige, gar nicht mal so korpulente Mittvierzigerin, saß direkt neben mir. Sie stand auf und strahlte, dann ging sie unaufgefordert nach vorn und bekam von der Leitung etwas, das wie ein kleiner Marienkäfer aussah. Sie setzte sich wieder neben mich und zeigte mir ihren Fang. Es war tatsächlich einer: klein wie eine Zeigefingerkuppe, aus Holz, unten mit einer Klebefläche, die durch ein Stück Folie geschützt war. Ich sah sie fragend an.

»Gibt es immer, wenn man in einer Woche ein Kilo und mehr abgenommen hat.«

Aha. In den Genuss dieser Auszeichnung kamen auch noch Frau Schütze, Frau Gerlach, Frau Juskowiak (die Tagessiegerin mit 1,6 Kilo) und zwei andere – ich verlor irgendwann den Überblick. Dann fiel mir eine Frau, links seitlich von mir, auf, die ich bisher übersehen hatte. Sie hatte kurze Haare und wirkte ein bisschen spröde, ihr Gesicht hatte etwas Hartes. Sie war so dünn, dass man sie problemlos mit zwei Teelichtern hätte röntgen können. Sie passte hierhin wie ein Kälbchen in die Stierkampfarena. Und ich war offensichtlich nicht der Einzige, der das so sah. In den Gesichtern der Umsitzenden war deutliche Ratlosigkeit zu erkennen, wenn ihre Blicke sie streiften. Das Rätsel löste sich allerdings wenige Augenblicke später.

»Ich möchte Ihnen heute Frau Simon vorstellen«, sagte die

Gruppenleiterin. »Sie ist eigentlich in einer anderen Gruppe in Farmsen, aber heute unser Stargast. Sie hat nämlich etwas sehr Bemerkenswertes geschafft: Frau Simon hat insgesamt 52 Kilo abgenommen.«

Ein Raunen ging durch die Reihen, und auch ich war ziemlich beeindruckt. Zögernd hoben sich ein Paar Hände zum Applaus, die anderen stimmten ehrfurchtsvoll ein. Frau Simon wurde aufgefordert, ihre Geschichte zu erzählen. Und das tat sie dann auch: Ihr Arzt hatte ihr dringend zum Abnehmen geraten, und anfangs hat sie das mit halber Kraft durchgezogen. Aber dann hatte sie neben der Weight Watchers das Joggen für sich entdeckt, und das sei ihr zur Sucht geworden, und, na ja, das sei jetzt das Ergebnis, nicht wahr. Die Gruppenleiterin meldete sich zu Wort.

»Sie haben noch gar nicht erzählt, wo Sie arbeiten, Frau Simon.«

»Ach ja, stimmt. Also, ich arbeite im Grill-Imbiss, der an der U-Bahn in Berne.«

Nicht zu fassen. Den ganzen Tag umgeben von Currywurst, Hähnchen, Gyros und Pommes Rot-Weiß. Diese Frau war ein Wunder. Oder die Weight Watchers so gut wie ihr Ruf.

Am Ende der Stunde verließen die Damen langsam den Raum, »eine schlanke Woche!« wünschte ihnen die Gruppenleiterin noch. Ich blieb sitzen, mit mir drei Frauen. Neulinge wie ich. Die Gruppenleiterin setzte sich mit einem langgezogenen »Sooooo…« zu uns und stellte sich als Frau Bernd vor. Dann wurden wir von ihr in die Abläufe bei den Weight Watchers eingewiesen. Da gab es: die Gruppensitzungen, in denen sich überwiegend Frau austauschte und sich gegenseitig motivierte. Das wöchentliche Wiegen als Erfolgskontrolle. Die Kunst des Punktezählens – jedem Lebensmittel wurde ein bestimmter Punktwert zugewiesen, und jeder durfte eine bestimmte Punktzahl am Tag essen, die für uns bei Aufnahme in den Kreis der WW-Jünger errechnet würde. Ein paar Werte für Lebensmittel wurden uns schon einmal mitgeteilt.

»Ein Stück Linzer Torte zum Beispiel: acht Punkte«, sagte die Leiterin. »Ein Schokokuss dagegen: zwei. 100 Gramm Salami: zehn Punkte. 100 Gramm Geflügelaufschnitt: zwei. Ein Liter Cola: siebeneinhalb Punkte. Ein Liter Wasser: null.«

Sie sah uns an und lächelte.

»Man hat immer die Wahl.«

Da hatte sie verdammt recht. Ich hatte allerdings die Wahl in diesem Moment. Ich hatte in der letzten dreiviertel Stunde genug gesehen, um die drei Meter bis zur Tür für eine echte Versuchung zu halten: Verzweiflung, Verbissenheit, gescheiterte Versuche, das Leben zu verdünnen. Aufstehen und raushuschen wäre ein Leichtes gewesen. Aber ich hatte am gleichen Nachmittag noch ganz andere Dinge gesehen, die unmittelbar mit mir zusammenhingen. Ich war an einem Punkt angelangt, an dem ich nicht mehr verdrängen konnte, wie ich aussah – und wie ich mich jetzt damit fühlte. Es ging mir beschissen. Ich schämte mich meiner selbst.

»Überlegen Sie es sich doch einfach bis nächste Woche«, sagte Frau Bernd, die Gruppenleiterin. Sie meinte uns vier, aber mich sah sie an. Ich schüttelte traurig den Kopf.

»Da gibt es nicht viel zu überlegen. Ich bin dabei.«

Sie lächelte milde. Ich wurde gewogen und für zu schwer befunden, bezahlte 19,90 Deutsche Mark Wochenbeitrag (ich hatte Glück, es waren gerade Aktionswochen, die Aufnahmegebühr wurde mir erlassen), bekam mein Startheft und die Mitteilung, dass ich 34 Punkte am Tag essen dürfe. Das richtete sich nach Geschlecht und Gewicht – je dicker man war, desto mehr durfte man reinhauen. Seltsam, dachte ich, und das sah man mir an.

»Hier geht's ja nicht ums Hungern, sondern darum, die Ernährung umzustellen«, sagte Frau Bernd. »Niemand sollte in den Hungermodus abrutschen, schließlich muss der Stoffwechsel angeregt werden. Dafür ist bei schweren Menschen mehr Energie nötig. Das ist wie ein Ofen, der angefeuert werden muss.« Deshalb sollte ich meine Punkte auch dringend ausnutzen, »die Frauen hier würden töten, wenn sie soviel essen dürften wie Sie. Und aus einem weiteren Grund. Aber das sehen Sie dann schon.«

Ich sollte zwei Wochen später herausfinden, was Sie meinte. Meine 34 Punkte schaffte ich kaum mit den fettarmen Lebensmitteln, das war viel Holz. Spaßeshalber hatten wir mal die Abnehm-Punktzahl für meine Freundin ausgerechnet: 17. Lächerlich.

Es waren Tage, in denen mir das Fett einfach so von den Hüften brannte; mein Körper nahm die fettfreie Verpflegung und den wiederentdeckten Sport mit unerhörter Dankbarkeit auf. Fast zwei Kilo nahm ich in der ersten Woche ab. Und in der zweiten…

»Herr Bartels, könnten Sie uns mitteilen, wie viel Sie in dieser Woche abgenommen haben?«

»Wer? Ich? Äh… drkozwo.« Ich vernuschelte die Zahl absichtlich, ich war von meinem eigenen Erfolg zwar beseelt, zugleich machte er mich auch befangen. Ich hatte das Gefühl, dass diese Zahl hier nicht hingehörte.

»Was?«

»Wie viel?«

»Hab ich jetzt nicht verstanden.«

»Sprechen Sie doch lauter.«

Meine Mitabnehmerinnen murrten vernehmlich.

Ich seufzte und räusperte mich.

»3,2 Kilo.«

Es wurde für einen Moment still. Kein Applaus. Schweigen. Bis eine sehr dicke Frau ihres brach.

»Scheiß Männer!«

»Nanana, Frau Gerdes…«, versuchte die Gruppenleiterin zu beschwichtigen.

»Ach, hörn Se doch auf!«

Die sehr dicke Frau Gerdes geriet jetzt richtig in Fahrt.

»Das ist doch total ungerecht! Männer nehmen so schnell ab, die verlieren doch Gewicht, wenn sie sich ihr Bier mal selbst aus dem Kühlschrank holen. Und ich brech' mir seit Monaten einen ab und was ist? Drei Kilo weg! Soviel, wie der da in sieben Tagen runter hat.«

Sie zeigte jetzt mit dem Zeigefinger ganz ungeniert auf mich. Einige lachten.

»Da kann er doch nichts für«, rief eine Frau neben mir, sachlich richtig, emotional egal. Die Stimmung war gegen mich. Ich begriff, warum ich hier der Einzige mit einem xy-Chromosomensatz war: Wir Männer waren vielleicht vor dem Gesetz, aber nicht vor der moralischen Keule gleich. Und dem lieferte man sich nur freiwillig aus, wenn man nicht mehr bei Trost war.

»Tja, Herr Bartels, ich sehe das anders«, sagte meine tapfere Gruppenleitung. Sie dünn, ich Mann, wir waren beide die Randgruppen in dieser Veranstaltung. »Und den hier haben Sie sich redlich verdient.« Sie hielt einen ihrer Marienkäfer hoch. Also ging ich nach vorn, den Blick starr auf den Boden geheftet. Ich ging etwas früher an diesem Tag und klebte den Käfer zu Hause an den Kühlschrank, neben den von letzter Woche.

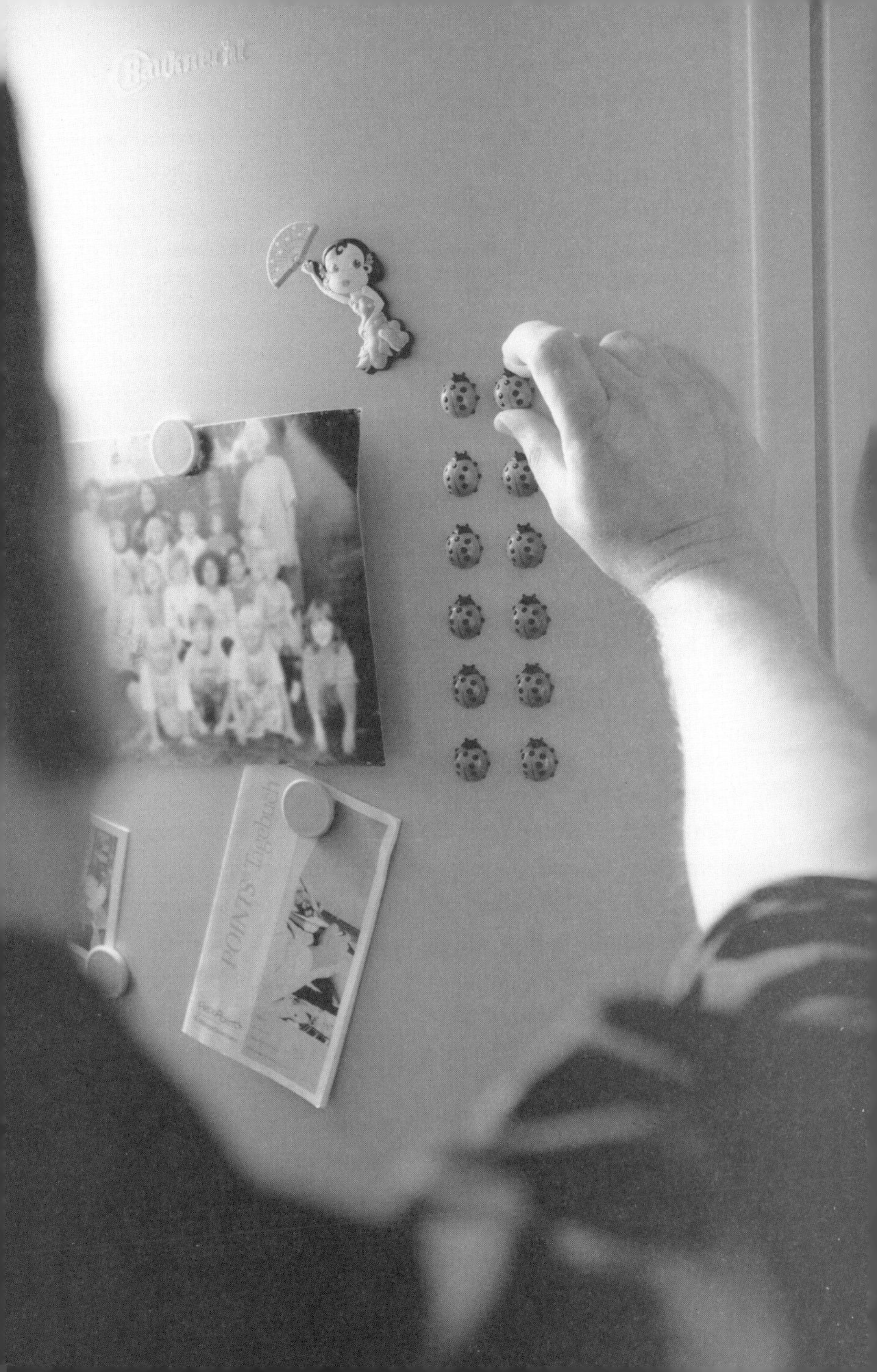
Bauknecht
POINTS Tagebuch

Es kam eine ganze Kolonie von Marienkäfern im Herbst und Winter 2000/2001 zusammen. 30 Kilo in sechs Monaten hatte ich dahingerafft – trotz Weihnachten, ohne große Ausreißer. Zu dringlich war mein Wunsch, dünn zu sein, zu groß mein Schrecken über mich selbst, als dass ich kulinarischen Verführungen groß hätte erliegen können. Fast jedenfalls. Nach zwei Monaten hatte ich mir mal eine Bratwurst auf der Straße gekauft, doch nach einem Bissen passierten zwei Dinge: 1. wurde mir umgehend schlecht von dem triefenden Fett und 2. ärgerte ich mich 24 Stunden lang nonstop darüber, dass ich überhaupt so gedankenlos war, mir das Ding zu kaufen. Ich warf sie weg, angewidert. Ich fürchte, ich war damals getrieben. Ein getriebener zukünftiger Ex-Fettsack auf einer Mission.

Und die war erfüllt. Meine Freundin war glücklich, mal abgesehen von dem Umstand, dass meine Klamotten inzwischen ein komplettes Zimmer in unserer Wohnung beanspruchten (die ganze Grundausstattung eines männlichen Thirtysomethings lagerte jeweils in den Größen M bis XXL darin, das brauchte seinen Platz). Aber auch ich war glücklich, Frau Bernd sowieso. Die Weight Watchers hatten ihren Zweck erfüllt. Jeden Montag ging ich zum Wiegen; das war der eigentliche Bringer, viel wichtiger als die Gruppensitzungen. Und ich hatte alle Tricks drauf: Extrem leichte Kleidung – niemals Wollpullis! Ohne Gürtel anreisen! Die leichtesten Sneakers an den Füßen! (Tatsächlich hatte ich zu Hause meine sämtlichen Schuhe einmal auf der Küchenwaage ausgewogen: Meine Winterstiefel brachten 1132 Gramm auf die Waage, Chucks 906, meine Jogger 622. Da war die Wahl klar. Wäre es nicht Winter gewesen: Flip-Flops, die kamen auf 288 Gramm). Außerdem aß und trank ich an Wiegetagen so gut wie nichts, ich schindete Gewichtsverlust grammweise – ich wollte mir halt nie die Blöße geben, ein Plus vor der Differenz stehen zu haben. Die Sitzungen habe ich sehr oft gestrichen, der Ton war mir zu rau.

2003, als ich wieder so dick geworden war, ging ich noch einmal hin, diesmal im Univiertel. Wieder erhob man keine Aufnahmegebühr (haben die eigentlich permanent Aktionswochen?). Dort war es deutlich entspannter, aber diese seltsam naiven amerikanisch verbrämten Motivationssprüche gab es auch dort.

»Was machen Sie, wenn Ihnen bei einer Freundin ein Stück Sahnetorte angeboten wird?«, fragte meine neue Gruppenleiterin in die Runde.

Eine Frau meldete sich: »Ich lehne dankend ab und freue mich auf meinen neuen Bikini.«

»Genau.« Die Leitung lächelte. »Denn:« – Pause – »nichts schmeckt so gut…«

»…wie das Gefühl, schlank zu sein!«

Die Gruppe hatte den Satz für sie beendet. Das war hier das gemeinsame Mantra. Ich war also doch gefangen in einer Sekte, ich hatte es immer gewusst.

Ich sah hinüber zu dem zweiten Mann im Raum, der gemeinsam mit seiner Frau da war. Er zuckte mit den Schultern. Ich verließ den Abend vorzeitig und kehrte ab sofort nur zum Wiegen zurück.

Noch einmal wollte ich mir das nicht geben. Deshalb verzichtete ich jetzt darauf, wöchentlich zu den Weight Watchers zu gehen; damit sparte ich schließlich auch fast zehn Euro. Die Ernährung allerdings hatte ich verinnerlicht, und so sollte es jetzt wieder klappen. Sollte mir nicht schwer fallen, jetzt mit gekipptem Schalter. Morgens gab es Rosinenbrötchen, mittags Reis und Gemüse, abends Brot, dazwischen Obst, alles alte

WW-Schule. Und tatsächlich: Mir war eine 2-Kilo-Woche gelungen, und ich vermisste rein gar nichts. Kein Eis, keinen Kuchen, vor allem keine Chips. Zwei Wochen war ich jetzt schon chipsfrei, und nichts deutete darauf hin, dass die Dinge in Zukunft anders laufen würden.

Kapitel 5

Der Kilo-Killer

Tag 19: 106,4 Kilo

Vor fast drei Wochen war ich nun schon in meinem neuen Leben angekommen, und die Sache entwickelte sich ganz ordentlich. Alles, was ich nach Ostern zugenommen hatte, war wieder weg und noch fast drei Kilo dazu. Mir ging es gut damit. Und meinem Körper sowieso. Essen musste ich allerdings immer noch, auch während der Bürozeiten, und zwar recht früh – bei der »Brigitte« ist es Usus, sich bereits um Punkt zwölf auf den Weg in die Kantine zu machen. Die Planungen dafür laufen allerdings viel früher an: Um 9.30 Uhr ist offizieller Arbeitsbeginn, spätestens um zehn ist die Frage geklärt, wer an jenem Tag mit welcher Essensrunde zu speisen gedenkt. Dann ist auch zwingend der Zeitpunkt gekommen, sich im Intranet zur Speisekarte durchzuklicken und sich – ich rede von kurz nach zehn Uhr am Vormittag – sein Tagesmenü zusammenzustellen.

Am Anfang fand ich das etwas gewöhnungsbedürftig, aber mittlerweile, mit mehr als acht Jahren »Brigitte«-Erfahrung, war mir dieses Ritual in Fleisch und Blut übergegangen. Jede Abweichung von diesem Zeitplan schlug mir aufs Gemüt. Also war ich auch heute um zwei Minuten nach zwölf mit sehr vielen Frauen auf dem sehr langen Weg in die sehr große Kantine, die in Hamburg und Umgebung einen exzellenten Ruf genießt. Zu Recht: Die Auswahl ist groß und gut, es gibt frisches Gemüse und Obst, und für die Tatsache, dass dort täglich mehrere tausend Menschen aus dem Medienbereich kulinarisch versorgt werden, ist die Atmosphäre ziemlich entspannt. Ich hatte mich für »Tagesgemüse mit Reis« entschieden, das war immer recht lecker, weil leicht asiatisch angehaucht, zum Dessert würde es einen Obstsalat geben und zum Trinken…

»HEY, KILO-KILLER!«

Irgendjemand brüllte quer durch den weiträumigen Eingangsbereich des Verlagshauses. Ich schaute mich verwirrt um. Dann sah ich Torben. Er stand mit verschränkten Armen am Pförtnertresen und schien auf jemanden zu warten. Er sah mich breit grinsend an. Schlagartig wurde mir klar: *Er* hatte gerufen. Und er meinte *mich*. Meine Kolleginnen schauten mich verdutzt an. Ich neige nicht unbedingt zum Rotwerden, aber diese Situation war durchaus dafür prädestiniert. »Geht schon mal vor«, sagte ich zu den anderen und trabte auf ihn zu.

»Moin. Sag mal, geht das auch leiser?«

Er zuckte mit den Schultern.

»Wieso? Wenn du abnehmen willst, sehen's die Leute sowieso irgendwann.«

»Trotzdem. Etwas dezenter wäre nett. Und überhaupt: »Kilo-Killer«, was soll denn der Scheiß?«

»Hab' ich mir so ausgedacht. Schließlich willst du ja genau das: überflüssiges Gewicht um die Ecke bringen. Oder etwa nicht?«

Ich nickte stumm. Torben fuhr fort.

»Darüber wollte ich übrigens mit dir reden. Sag mal, willst du tatsächlich nur so für dich im stillen Kämmerlein abnehmen?«

»Kennst du unsere Wohnung? Ich wäre froh, wenn ich so was wie 'n stilles Kämmerlein hätte.«

Er seufzte.

»Was ich meine, ist: Hast du nicht Bock, darüber zu schreiben?«

»Worüber? Über mein Kämmerlein?« Keine Ahnung, wovon der Mann da sprach.

»Über's Abnehmen, du Dösel!«

»Was soll denn daran spannend sein?«

»Der Effekt Selbsterfahrung. Die Aufs, die Abs. Die Motivationshilfen, die Motivationslöcher. Die Erfolge, im besten Fall. So was wollen die Leute lesen. Schon mal was von ›Moppel-Ich‹ gehört? War'n Bestseller.«

»Ja, schon, aber...«

»Kein aber. Und am Besten wäre es, wenn du deine Sportaktivitäten in den Mittelpunkt stellst, weil das im »Stern Gesund Leben« unser Thema im Herbst sein soll: Abnehmen durch Sport.«

»Und das soll ich für euch dann schreiben?«

»Du sollst sogar auf den Titel.«

»Oh.«

Ich war jetzt inklusive Journalistenschule seit knapp zehn Jahren im Geschäft, und wenn ich eines gelernt hatte, dann dies: Sag nie sofort nein zu einer Titelgeschichte, erst recht nicht, wenn sie honoriert wird – selbst wenn du im ersten Moment Bauchschmerzen hast. Und die hatte ich durchaus, schließlich handelte es sich um eine sehr persönliche Sache. Aber andererseits: Über mich selbst zu schreiben, das war ich von der »Brigitte« gewohnt: Ich hatte mir für dieses Magazin meine langen Haare abschneiden lassen, hatte mehrfach wegen einer Reportage das Urlaubsziel vorgeschrieben bekommen, meine Familienangehörigen in zahlreichen Glossen verarbeitet und Teile meiner Seele für Psychogeschichten verkauft. Auf meinen Körper kam es da letztlich auch nicht mehr an.

Torben war aber noch nicht fertig.

»Da ist noch was.«

»Ich höre.«

»Wir möchten, dass du ein Weblog dazu schreibst.«

»Aha. Weblog. Hab' ich schon von gehört. Aber wie genau soll das aussehen?«

»Eine Art Tagebuch im Internet. Du schreibst einmal in der Woche auf, wie es dir so ergeht, was dich bewegt. Muss nicht lang sein, so ein Text. Ist aber eine gute Sache.«

Ich erinnerte mich: Die Vernetzung von Print und Internet war gerade das große Thema im Verlag gewesen. Bis dahin hatte ich mir noch keine großen Gedanken darüber gemacht, was das eigentlich bedeuten soll. Jetzt bekam ich eine Ahnung. Und je mehr ich darüber nachdachte, desto interessanter klang diese Sache. Schließlich war ich ja fest entschlossen, diesmal nicht zu den Weight Watchers zu gehen. Damit fiel dummerweise auch das öffentliche Wiegen aus, die entscheidende Kontrollinstanz, das Druckmittel, das immer dafür gesorgt hatte, dass ich mich disziplinierte – zumindest für eine Weile.

Was wäre, wenn das Internet nun meine Weight-Watchers-Gruppe werden würde? Wenn ich diese anonyme Masse von Computernutzern einfach als mein Regulativ, als Zusatzmotivation benutzte? Ich begann, mich für die Idee mehr und mehr zu interessieren. Ich musste nur noch den inneren Mahner in mir zum Schweigen bringen, der mir unentwegt zuflüsterte, ich solle mich nicht ohne Not zum Berufsdicken des deutschen Journalismus machen.

»Kannst ja mal drüber nachdenken«, sagte Torben. »Da vorn kommt mein Essensdate.«

Sprach's und ging mit einer brünetten Layouterin vom »Stern« Richtung Kantine. Nach ein paar Metern drehte er sich noch einmal um.

»Ach, übrigens: Einen Namen für das Weblog habe ich auch schon.«

»Aha. Und zwar?«

»Na, was wohl: ›Der Kilo-Killer‹. Super, oder?«

Der schon wieder mit seinem Kilo-Killer. Ich wusste doch: Die Sache hatte einen Haken.

Nach ein paar Tagen hatte ich alle nötigen Systemeinstellungen beisammen; ein Fotograf sollte mich von nun an begleiten und machte die ersten Fotos, sozusagen Teil Eins meiner kleinen Vorher-Nachher-Show. Eines der Bilder wurde auf meine Blog-Seite gestellt. Dann schrieb ich meinen ersten Text. Und www.stern.de hatte einen Blogger mehr. Den Kilo-Killer.

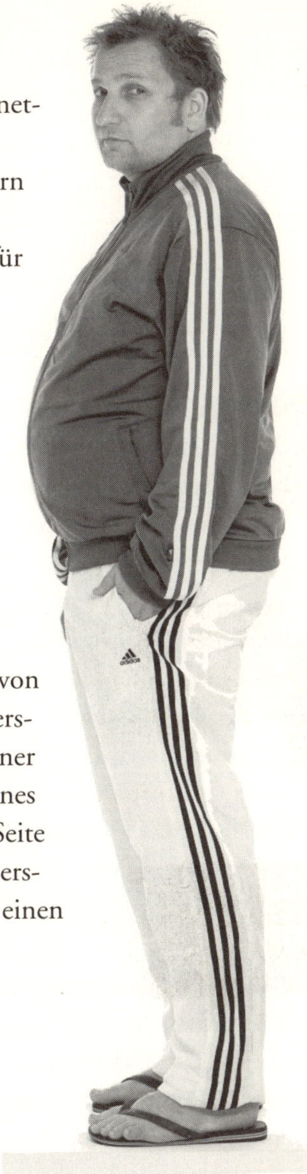

Kapitel 6

Fettes Brot

Tag 24: 105,7 Kilo

Seltsam, wie es manchmal so zugeht im Leben: Bis vor ein paar Wochen hätte ich ein Weblog noch für eine mittelalterliche Handarbeitsmaschine gehalten. Aber jetzt war ich nicht nur umfassend über diese Spielart der öffentlichen Berichterstattung beziehungsweise Selbst-Zur-Schaustellung informiert, sondern auch mittendrin. Und nicht nur einmal. Denn auch für die »Brigitte« wurde ich temporär zum Weblogger.

Ich hatte mich nämlich schon im Jahr zuvor als Berichterstatter für die Fußball-Weltmeisterschaft in Deutschland akkreditiert, für das Online-Portal meines Auftraggebers. Ich wollte eine Art persönliches Tagebuch aus den Stadien für Europas größte Frauenzeitschrift erstellen, schrieb ich der FIFA, ohne jede Hoffnung darauf, dass die im Organisationskomitee mich wirklich zulassen würden. Haben sie aber gemacht. Nicht für alle Spiele bekam ich Karten, das wäre logistisch und persönlich auch nicht so richtig machbar gewesen – dazu fehlten mir Zeit, Lust und der Beckenbauer-Hubschrauber. Aber die Sache ging verdammt gut los: Gleich für das Eröffnungsspiel in München reservierte die FIFA ein lauschiges Plätzchen auf der Pressetribüne für mich, alphabetisch korrekt zwischen BRAVO Sport (links) und BUNTE (rechts), Block 105, Reihe 19, Platz 14. Bei einem Blick auf die Liste der akkreditierten Journalisten stellte ich fest: Ich war die einzige Frauenzeitschrift weltweit bei der WM!

Allerdings hatte das Turnier auch einen durchaus gewichtigen Haken: Ich war seit mittlerweile dreieinhalb Wochen im verschärften Abnahmemodus und hatte meine Tage mehr oder minder darauf ausgerichtet, Gewicht zu verlieren. Was so viel hieß wie: Sport, drei bis vier Mal in der Woche, zur Arbeit strikt mit dem Fahrrad fahren. Und dann die Ernährung: Klassisch an den Weight Watchers orientiert, vor allem aber sehr regelmäßig. Ich hatte mir eine gewisse Routine angeeignet und sie sehr schätzen gelernt.

Nur: Die WM war nicht Routine. Das Eröffnungsspiel fiel auf einen Freitag. Und der Freitag ist einer meiner Sport-Tage. Also saß ich im Zug von Hamburg nach München zu einer Zeit, in der ich eigentlich auf dem Crosstrainer stehen sollte und wollte. Und fuhr dann auch nicht von dort weiter mit dem Fahrrad in den Verlag, sondern… saß im Zug. Und ich saß im Zug, als ich mich in der Kantine gesund und ausgewogen ernähren sollte, mutmaßlich beim freitäglichen Fischgericht (nein, ich bin nicht katholisch, auch nicht das andere, eher Agnostiker – aber den Freitag-ist-Fischtag-Brauch meiner christlichen Ahnen hatte ich mir irgendwie zu eigen gemacht. Echte Könner ziehen sich ohnehin die Highlights aus allen Religionen und basteln sich so ihre eigene Welt, aber das nur am Rande). Tatsächlich knabberte ich um die Mittagszeit zwischen Fulda und Würzburg an meinem zweiten Baguette. Das war nämlich auch selbst gebastelte Routine: Auf Bahnfahrten, dienstlich wie privat, kaufte ich mir immer beim selben Bäcker am Bahnhof Hamburg-Dammtor einen großen Cappuccino, einen halben Liter Cola Light, einen halben Liter stilles Wasser und ein Ciabatta mit Mozzarella, Tomate und Basilikum belegt. Bei Fahrtstrecken über 400 Kilometer erwarb ich stets zusätzlich ein zweites stilles Wasser und ein Baguette mit Schinken und Käse, wobei nicht zwingend gesagt war, dass das Zweitbrötchen die ersten 400 Kilometer auch tatsächlich ohne Bissspuren überleben würde. Dieses Programm also hatte es auch an jenem Morgen gegeben, einfach deshalb, weil mir partout nicht eingefallen war, was ich daran hätte ändern können.

Tja, und nun hatte ich den Salat – vielmehr: hatte ich nicht. Nichts mit nachweisbarem Vitamingehalt streifte meinen Tag, und im Stadion hatte ich dann ein diffuses Hungergefühl, aber das wich bald einem anderen: purer Aufregung. Ich lief wie Alice im Wunderland durch den riesigen Pressebereich mit geschäftigen Kollegen aus aller Welt und holte mir mein Ticket bei einer freundlichen Hostess ab, die sich »schon die ganze Zeit gefragt hatte, was um Himmels willen die ›Brigitte‹ hier will«. Die »Brigitte« wusste es wohl auch nicht. Ich aber schon: Ich wollte endlich einmal bei einer WM dabei sein. Als Spieler hatte es ja leider nie so recht geklappt, aber dann, als ich die Arena betrat und unten Grönemeyer sang, war ich ein Teil der Veranstaltung. Wer denkt da schon an Essen?

Übrigens merkte man mir deutlich an, dass ich ein Novize war in Sachen Sportberichterstattung. Als Philip Lahm nach fünf Minuten diesen unfassbaren Schuss rechts oben in den Torwinkel zirkelte und so das 1:0 für Deutschland gegen Costa Rica erzielte, sprang ich auf und jubelte entfesselt. Das taten auch knapp 60.000 andere im Stadion – nicht aber meine Kollegen auf der Pressetribüne. Sie blieben einfach ungerührt hocken und sahen mich befremdet an. Inmitten des Höllenlärms, der um uns herum losgebrochen war, wirkten die werten Herren an jenem Spiel so interessiert wie meine Oma an der Außenhandelsbilanz Boliviens. Und das änderte sich im Verlauf des Spiels nur marginal. Vielleicht, dachte ich, hatten sie schon zu oft auf Plätzen wie jenen gesessen, um sich noch von einem so brillianten Tor vom Sitzplatz reißen zu lassen.

Munter wurden sie erst zu Beginn der zweiten Halbzeit, als die deutsche Mannschaft vorläufig aufhörte, ordentlich Fußball zu spielen. Da grantelte »Bravo Sport«, »der Schweini soll halt nicht immer diesen minderbemittelten Arne Friedrich anspielen«. Aber später entpuppte sich der Mann als Bayern-Fan, die meckern eh immer. Der »Focus« – eine Reihe vor mir – wollte, »dass der Klinsi endlich den total überbewerteten Poldi rausnimmt«, und »Der Spiegel« – schräg rechts hinter mir sitzend und wie ich bekennender Fan des FC St. Pauli – stufte das Spiel Mitte der zweiten Halbzeit auf das Niveau Lübeck gegen Wuppertal ein, soll heißen: wie ein Drittligaspiel, und zwar kein gutes.

Okay, die Abwehr war lausig, Borowski als Spielmacher ein Ausfall, Jens Lehmann hatte sich den Abend sicher auch anders vorgestellt. Na und? Das Ganze war ein Riesenspektakel: 4:2, mehr Tore gab es nie bei einem Eröffnungsspiel, und zwei davon waren zum Niederknien. Die Stimmung war grandios, enthusiastisch, aber nicht aggressiv, auch wenn ich immer noch eine unangenehme Gänsehaut bekomme, wenn 60.000 Menschen gemeinsam »Deutschland« schreien.

Spätestens Mitte der zweiten Halbzeit hatte ich nicht mehr den Hauch von Lust, mir von der versammelten deutschen Journaille den Spaß verderben zu lassen. Ich schaute mir einfach das Treiben auf den Rängen an, sah die Welle heranrollen und freute mich am Gesang der Fans aus Costa Rica. Deutschland gegen Costa Rica war mein erstes WM-Spiel im Stadion. Und es war toll.

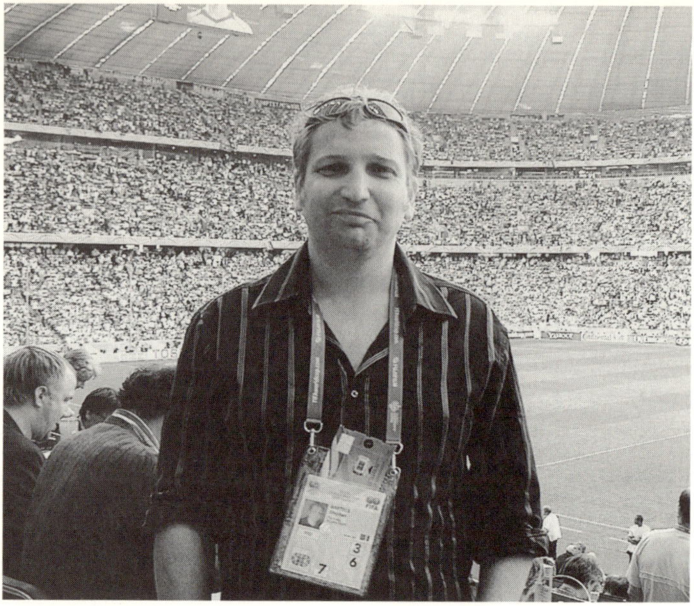

Nach Spielschluss lief ich selig durch die Innenstadt Richtung Bahnhof; ich hatte noch nicht einmal bemerkt, dass ich seit dem Brötchen heute Mittag nichts mehr zu mir genommen hatte. Am Bahnhof fehlte mein Stamm-Bäcker, und ich fand, dass dies ein idealer Moment war, mit lieb gewonnenen und trotzdem nicht sonderlich vernünftigen Ernährungsgewohnheiten zu brechen. Ich bestellte mir eine Portion Sauerkraut, einen großen Becher frische Ananas in Stücken und zwei große Flaschen Wasser. Und bestieg den Sonder-ICE um 22.36 Uhr, Nachtfahrt nach Hamburg. Am nächsten Tag stand nämlich Argentinien gegen die Elfenbeinküste in meiner Stadt auf dem Programm. Ein Spiel, das ich von meiner Wohnung in knapp 20 Minuten mit dem Fahrrad erreichen konnte.

Ich sprach davon, dass man sich als Abnehmender leichter tut, wenn man sich in Fragen der Bewegung und Nahrungsaufnahme an eine gewisse Regelmäßigkeit hält. Okay, die gibt es auch bei der typischen Ernährungsweise von Fußballkonsumenten in den Arenen. Im Falle einer FIFA-WM-Stadion-Diät konnte man sich regelmäßig Bratwurst im Brötchen, Schnitzel im Brötchen, Hacksteak im Brötchen, Hotdog, Mars, Snickers, Bounty, Popcorn, Eiscreme, Laugen-Käse-Stangen und Brezeln zuführen – alles übrigens im absoluten Hochpreissegment (Hot Dog: 3,50 Euro! Oder, um es mit den Worten meiner Mutter zu sagen: sieben Mark!).

Das Speiseangebot konnte ich mir in aller Ruhe in Dortmund anschauen und auswendig lernen, beim zweiten Gruppenspiel der deutschen Mannschaft gegen Polen. Ich war zeitig da, die erste Aufregung bei meinem dritten WM-Spiel schon verflogen, aber Hunger hatte ich bereits schon wieder – daran änderte auch die schnelle Anreise mit dem Auto nichts. Eigenes Essen und Getränke durften nicht mit ins Stadion genommen werden, also war ich auf das Angebot in der Arena angewiesen. Gekauft habe ich mir trotzdem nichts. Das lag nicht einmal an den unverschämten Preisen. Aber ich weiß um den verheerenden Kaloriengehalt einer in viel Fett gewendeten Stadionbratwurst; ich hatte davon genug in meinem Leben gegessen, vorwiegend auf den selbst in Dürreperioden morastigen Stehtraversen der Nordkurve am Hamburger Millerntor, der Heimstatt des FC St.Pauli.

Also die nicht. Dann eben, dachte ich, einen Stand weiter wandernd, lieber einen Hot Dog. Aber Moment: Der hat Röstzwiebeln, nicht gut (eine befreundete Heilpraktikerin hatte mir mal haarklein auseinandergesetzt, wie viel Fett da drin steckt – puh!). Ich drehte mich um und wollte zu meinem Platz zurückgehen. Vielleicht ein Schnitzel? Oder so'n klitzekleinen Schokoriegel? Ich wendete meinen Blick unentschlossen ab, als gerade ein Junge mit einem großen Korb voller Backwaren auf mich zukam. Genau, das war es. Die Laugenstange. Aber... tja... die hier war mit einem ein Zentimeter dicken Käse verschmolzen. Richtig fettes Brot, sozusagen...

Augenzeugen haben berichtet, dass ich bei diesem Spiel minutenlang verwirrt zwischen den einzelnen Ständen hin- und hergelaufen war – zweifelnd, entschlussunfreudig. Tatsächlich aß ich gar nichts, weil irgendwann das Spiel angepfiffen wurde, bevor ich mich entschieden hatte. Ich trank alternativ viel Wasser und kaufte mir später ein trockenes Rosinenbrötchen vom längst vergangenen Morgen an der Autobahnraststätte Dammer Berge.

Aber etwas habe ich doch zu mir genommen an diesem heißen, wahnsinnig schönen Fußballabend in Dortmund (hach, ich bekomme immer noch eine herrliche Gänsehaut, wenn ich nur daran denke: Odonkor über rechts, Flanke nach innen, Neuville schneller am Ball, und all das in der Nachspielzeit...). Wieder saß ich zwischen der »Bunten« und »BRAVO Sport«; nett war's, wir kannten uns ja inzwischen. Aus der Halbzeitpause kam die »Bunte« mit drei Magnum Mandel zurück und drückte mir eines davon in die Hand. Verblüfft bedankte ich mich artig, aber im Inneren war ich äußerst zwiegespalten: So etwas wie ein Eis, Schokolade, Kuchen, Schokoriegel hatte ich mehr als vier Wochen nicht gegessen, und ich hatte es bestimmt auch nicht vorgehabt. Das hier war definitiv ein Verstoß gegen meine eigenen eisernen Ernährungsregeln, ein Ausbruch aus dem Käfig, den ich mir aus freiem Willen gebastelt hatte. Und ich hatte nicht mal Lust darauf. Andererseits wollte ich nicht unhöflich sein, und die frisch keimende Beziehung zwischen der »Bunten« und der »Brigitte« sollte nicht durch einen derartigen Ausbund an Eitelkeit erdrückt werden. Ich sagte also nicht: »Du, nett, aber lass mal, ich bin gerade auf Diät«, sondern öffnete langsam die Verpackung und schaute andächtig zu, wie die Kälte in kleinen Schwaden von der Eisoberfläche nach oben stieg.

»Magst du kein Eis?«, fragte die »BRAVO Sport« von links mit vollen Hamsterbacken, an seinem Stiel klebten nur noch Spuren von Eiscreme, mit bloßem Auge kaum nachweisbar.

»Doch doch«, sagte ich beiläufig. Wenn du wüsstest, wie sehr, fügte ich in Gedanken hinzu. Mit einem Biss knackte ich die massive Schokohülle. Ich hatte vergessen, wie gut das tat. Nachdem ich zwei Drittel des Eises verspeist hatte, ließ ich allerdings den Rest mit einem lauten »Hoppla!« zu Boden fallen. Ich konnte nicht mehr. Das Teil war mir echt zu mächtig. Mir! Zu mächtig! Vor vier Wochen wäre es mal bloß ein kleiner Appetithappen gewesen.

Kapitel 7

Breitenfelder Straße, vormittags

Tag 31: 104,5 Kilo

In journalistischen Fragen bin ich oft ziemlich naiv, besonders in Bezug auf die Leser. Ich denke beim Schreiben eigentlich nie daran, dass noch andere Menschen – von meiner Mutter mal abgesehen – meine Texte wirklich lesen. Und wundere mich dann immer wieder, dass es Leute gibt, die sich tatsächlich die Mühe machen, Leserbriefe zu schreiben. Beim Bloggen potenzierte sich das Ganze noch einmal um Einiges, womit ich so gar nicht gerechnet hatte. Das lag an diesem kleinen, rot unterlegten Link unterhalb jedes Blogtextes, der »Kommentar schreiben« hieß. Das machte das Leserbriefschreiben so unerhört simpel. Man brauchte kein Papier, keinen Umschlag, keine Briefmarke, keinen Postkasten. Man musste nicht einmal aufstehen, um in Interaktion mit dem Autor zu treten. Brave new world.

Nach meinem ersten Eintrag dauerte es knapp 20 Minuten, bis ich elektronisch über den ersten Leserbrief auf meiner Blogseite informiert wurde:

»Hallo, ich würde gerne bei deiner Aktion mitmachen. Habe heute 104,6 Kilo und will mal sehen, wie weit ich bis Mitte Oktober (mein Geburtstag) komme. We can do it! CU, Bigmoppel«

Bigmoppel? Was für ein Pseudonym. Als Blogger wurde mir die eigentlich nicht sichtbare richtige E-Mail-Adresse des Users angezeigt – Bigmoppel war eine Frau, die Elke hieß. Aber Moment mal: Aktion? So hatte ich das noch gar nicht gesehen. Die Leute hier sollten eigentlich als Kontrollorgan für mich herhalten. Wollte Bigmoppel wirklich eine Art Selbsthilfegruppe gründen? Sah so aus. Sie war ja auch nicht allein:

»Ich nehm' dich mal als Vorbild. Gewicht und Alter vergleichbar, mein Knie seit meinen Jogginganfällen nicht kaputt, aber gefährdet. Danke für die Anregung, Prinzchen«

Umgehend gab es auch Reflektorisches zum Thema, plus fragwürdiger Lösungsstrategie:

»Hi Stephan, bin Leidensgenosse, Gewicht mal rauf, mal runter, der bekannte Jojo-Effekt. Am Nachhaltigsten abgenommen ich durch Sport, langsames Joggen, aber wie du habe ich ab und zu Knieprobleme – einmal Pause gemacht, und schon füllte sich die Wampe wieder. Habe seit zwei Jahren eine absolut wirksame Methode, um schlank zu werden wie eine Tanne: Verbringe die Wintermonate im warmen Afrika und die Pfunde schmelzen von allein wie Butter in der Sonne. Was dafür die Ursache ist, andere Ernährung, wenig Alkohol, die Hitze, ich weiß es nicht. Ich vermute mal, unsere Ernährungsgewohnheiten, Junkfood, Aldi und Lidl sind die eigentlichen Dickmacher, von den abendlichen Bieren ganz zu schweigen. Sollte vielleicht mal'n guten Kochkurs besuchen. Raphael«

Was ganz großgeschrieben war: Mitgefühl, und das allumfassend.

»Ich verstehe dein Problem nur zu gut, zur Zeit muss ich auch noch 125 Kilo durch die Gegend bewegen, vor drei Wochen waren es noch 131. Zum einen esse ich deutlich weniger als zuvor, gleichzeitig trainiere ich mindestens vier- bis fünfmal die Woche

auf meinem Cross-Trainer. Mein Tipp hierzu lautet: kleiner Fernseher mit DVD-Player. Ich sehe pro Training eine Folge Enterprise, das lenkt super ab und dauert knapp 45 Minuten. Beim Essen versuche ich einfach, es bewusster zu mir zu nehmen, auch längeres Kauen habe ich mir angewöhnt. Der Schlüsselsatz in deinem Artikel war für mich: »Ich inhaliere in wenigen Minuten ohne mit der Wimper zu zucken einen Liter Walnusseis von Mövenpick«. Genau so war (bin) ich auch, ich konnte (kann) große Mengen Nahrung in kurzer Zeit einnehmen, was mit Genuss aber rein gar nichts zu tun hat, denn den Geschmack von Eis nimmt man vor allem mit den ersten Löffeln noch bewusst wahr, den Rest zu essen ist eher Automatismus. Den Liter Eis auf 5 Tage aufzuteilen, und den Geschmack jeden Tag aufs Neue zu genießen, das kommt einem Genuss um einiges näher. Interessant für mich selbst ist im Moment, dass ich mich auch nach kleinen Portionen total vollgefressen fühle. Ich glaube, dass man abnehmen kann, ohne auf etwas zu verzichten. Die Mengen sind der entscheidende Faktor, sich hier selbst im Zaum zu halten, das ist dann reine Kopfsache. Gruß, Max«

Erstaunlich. Hier also steckten sie, die Dicken, hier redeten sie. Außerhalb des WWW hörte man nichts von ihnen. Da zogen sie genau wie ich die Köpfe ein und hofften darauf, dass keiner sie bemerkte. Aber wie es in den jeweiligen Herzen aussah – das konnte man ab sofort im Blog nachlesen, sogar in längeren Texten:

»Da spricht mir einer aus dem Herzen … Bin heute durch Zufall auf diesen Blog gestoßen und habe mich selbst direkt wieder gefunden. Ich bin 25 und habe mich in den letzten fünf Jahren sukzessiv von 85 auf 128,8 Kilo hochgefuttert. Bin dabei 1,80 Meter groß. Motto: No sports! Meine Familie und meine Freundin drängelten immer auf eine Diät, aber durch mein dickes Fell prall-

ten all diese guten Ratschläge an mir ab. Aber jeder hier kennt das ja: Essen schmeckt (Pommes? Oléeeeeee!!!), wann geht man schon mal ins Schwimmbad und im Onlineversand bekommt man auch coole Jeans in Gr. 38. Perfekt! Wozu abnehmen? Irgendwie hat es vor ein paar Wochen meinen Schweinehund getroffen. Ich weiß auch nicht, warum und wieso, jedenfalls ist er seitdem tot! Ich hab mir als Student bei eBay 'nen Heimtrainer gekauft (das Fitnessstudio passt nicht ins Budget), der steht jetzt als Mahnmal im Wohnzimmer und hat ein paar nette Programme, die ich mittlerweile täglich nutze. Zwar nur 20 Minuten, aber das reicht. Ich hasse nach wie vor Salat, kenne mich aber mittlerweile mit allen Gemüsearten in jeglicher Variation aus. Für mich unvorstellbar: es schmeckt sogar! Kein Bock mehr auf McD's, CurryPommes u. ä. Als aktueller Zwischenstand beträgt mein Gewicht heute: 116,1 Kilo. Und ich kann euch sagen: Es ist schweinegeil! Sakkos gehen wieder zu, T-Shirts sitzen locker und ich trage wieder Boxershorts in Gr. 6 (L), die ich sonst nicht mal hochziehen konnte, und da ist genug Platz für die wichtigen Dinge. Yeah! Wenn ihr es vorhabt, dann macht es! Es lohnt sich wirklich! Ich meld' mich mal demnächst wieder. Grüße, Muckelburli«

Na sauber. Eigentlich hatte ich ja keine Motivation von außen nötig. Aber wenn doch: Der hier hätte es gebracht.

»Ich habe in den letzten 4 Wochen ca. sieben bis acht Kilo abgenommen, weil ich mir ein sportliches Ziel gesteckt und mich dafür auch angemeldet habe: Ich nehme an einem Halbmarathon im September in Bremen teil und trainiere auf eine Zeit um die zwei Stunden hin. Mein aktuelles Gewicht: 120 Kilo. Mit dem Ziel vor Augen fällt mir das Laufen leichter. Unter http://www.myasics.nl/de/ habe ich mir ein Trainingsprogramm ausgesucht, an das ich mich bisher sehr gut halten konnte. Dadurch, dass es recht abwechslungsreich ist, macht's mir mehr Spaß, mich morgens aus dem

Bett zu quälen. Falls ich doch mal keine Lust zu laufen habe, so steige ich auf's Rad und drehe damit ein paar Runden. Gruß an alle, Rudivice«

Ich schaltete meinen Laptop aus, griff nach meinem Sportrucksack, schwang mich auf mein Fahrrad und trat mich 1,8 Kilometer weit zum Fitnessstudio.

Als ich zum ersten Mal als vollwertiges Mitglied mit eigener Codekarte die Umkleideräume meiner neuen Muckibude aufsuchte, ließ ich mich auf einer Bank vor einer riesigen Spindwand nieder, entledigte mich meiner Klamotten, zog den Bauch ein, schlüpfte in mein altes Paloma-Trikot mit der Nummer 10, ließ meinen Bauch ausatmend in den Funktionsstoff fallen, verstaute den Rest meines Körpers in Turnhose und Joggingschuhe und legte die anderen Sachen in einen Spind. Ich schloss den Schrank und verriegelte die dunkelbraune Holztür mit der Codekarte. In diesem Moment fiel mir die Nummer des Spinds ins Auge: 111. Lustig, dachte ich, entspricht ja genau meinem Start-Gewicht.

Ich hielt das in diesem Moment für schicksalhaft, schließlich hatte mich die Zahl 111 hierher geführt, abgelesen vor wenigen Tagen auf einer Waage in meinem Badezimmer. Ich betrachtete die anderen Schränke: Etwa zwei Meter hoch war die Wand, unterteilt in zwei Reihen, oben die ungeraden Zahlen, unten die geraden. In meinem Bereich ging es von 120 (rechts) bis 85 (links). Ich rechnete kurz nach: 25 Kilo hatte Dirk mir als Abnahmemenge vorgegeben, dann würde ich bei 86 herauskommen… .

In diesem Moment war mir klar: Nie würde ich mich anderswo umziehen als genau an jener Stelle. Und immer würde ich meine Sachen in genau den Spind hängen, der meinem Gewicht entsprach. Faktisch albern, schließlich nimmt man dadurch kein Gramm mehr ab – aber ich bin Fußballer, und die haben im Allgemeinen eine extreme Affinität gegenüber Aberglaube und Symbolik. Ich blickte noch einmal nach links, wo die 85 in weiter Ferne silberschwarz im Tageslicht glänzte, das durch die Milchglasscheibe fiel. Dort lag mein Eldorado, mein Xanadu – wenn ich irgendwann einmal meine Sachen dort ablegen könnte, dann würde mir niemand mehr zuerst auf den Bauch schauen.

Einen Monat war ich inzwischen dabei, und meine Jeans lag inzwischen in Spind Nummer 104. Ich zog die Sache durch, und nicht einmal die WM konnte daran etwas ändern. Es klappte ganz gut: In den Stadien aß ich nach wie vor so gut wie nichts, und zu Hause vor dem Fernseher kam ich gut mit Rohkost und Wasser aus. Das höchste der Schlemmergefühle waren zur Zeit in Süßstoff gebadete Erdbeeren. Das Public Viewing mit all seinen Fressbuden hatte ich bisher gemieden, und kollektives Fußballgucken mit Freunden hatte auch noch nicht stattgefunden, da wir uns ja noch in der Vorrunde befanden.

Und wenn ich nichts anderes zu tun hatte, ging ich vormittags in das Fitnessinstitut. Erstaunlich war, wer so alles Zeit hatte, seinen Körper in Form zu bringen. Die vermeintlichen Musicaltänzer mit ihren Astralkörpern sowieso, dazu einige sehr durchtrainierte Mädchen, die Klamotten trugen, gegen die eine zweite Haut eher luftig sitzt. Einige Mütter in Elternzeit waren da; es gab sogar einen Betreuungsraum, vor dem lauter Kinderwagen parkten. Aber auch einige Rentner waren anwesend. Und Frauen, die zwar noch nicht ganz nach Ruhestand aussahen, die die 50 aber offensichtlich schon überschritten hatten. Und es gab Männer wie mich – nicht mehr ganz jung, aber noch überhaupt nicht alt, ausgestattet mit ersten leichten

Gebrechen und Gelenkigkeitsdefiziten und einem ordentlichen Wohlstandsranzen. Ich atmete erleichtert auf, als ich drei von ihnen auf einmal sah. Brüder im Geiste und an der Fettverbrennungsfront: Ich fühlte mich sofort nicht mehr so einsam und deplatziert. Ich lächelte dem Ersten sogar zu. Er sah durch mich hindurch, eine Spur Frostigkeit lag in seinem Blick.

Typen wie wir waren an den Muskelmaschinen oder den Geräten für die Verbesserung des Herz-Kreislauf-Systems zugange. Die grazilen fettfreien Frauen hingegen sah ich oft zu Dutzenden in diesem etwa 100 Quadratmeter großen Glaskäfig im ersten Stock, wo sie Kurse besuchten, die laut Stundenplan »Iron-Fit«, »Fatburner«, »Energy Step« und »BBP« hießen.

»BBP heißt Bauch, Beine, Po«, klärte mich eine Frau ungefragt auf, die an mir vorbei in den Trainingsraum schlüpfen wollte. Ich muss ziemlich ratlos ausgesehen haben, als ich vor dem Zettel an der Tür gestanden hatte. Freunde und Bekannte versichern mir oft, dass ich richtig dämlich aussehen kann, wenn ich etwas nicht verstehe.

»Willst du mitmachen?«, fragte sie mich plötzlich, hielt mir die Tür auf und lächelte mich an. Ich schüttelte nur stumm den Kopf und wandte mich wieder A3 zu, jenem Gerät, das meine Oberschenkelmuskulatur auf Vordermann bringen sollte, mit Sitzstellung 6, Beinabstand M und 25 Kilo Gewicht, dreimal 20 Wiederholungen.

Acht Geräte hatte ich pro Sitzung zu bewältigen. Von den Beinen über den Bauch bis zur Brust trainierte ich mit ihnen so ziemlich alles, was ich an Problemzonen zu bieten hatte. Schade nur, dass das so unendlich langweilig war. Und es gab einfach keine Verkürzung: Ich war gut 40 Minuten gefangen in dieser Folterkammer der Muskelmaschinen, und weil ich mich auf das Zählen der Wiederholungen konzentrieren musste, konnte ich noch nicht einmal meine Gedanken lässig schweifen lassen. Abwechslung boten hier allenfalls meine Mitsportler.

Und da waren durchaus seltsame Typen dabei. Zum Beispiel so'n Kerl Mitte 20, durchtrainiert, gelbes Metallica-T-Shirt, Lederhandschuhe ohne Fingerkuppen. Der hatte gleich drei Geräte belegt, eins mit seinem Handtuch, eines mit seinem Ersatz-T-Shirt, das dritte mit sich selbst. Machte daran (R10, seitliche Bauchmuskeln) exakt drei Wiederholungen, blieb etwa eine Minute lang keuchend sitzen, erhob sich dann schwer atmend in Zeitlupe, schlenderte – plötzlich extrem lässig geworden – zum nächsten Gerät (R9, unterer Rücken) und wiederholte diesen Vorgang. Nach dem dritten Gerät blieb er, offensichtlich völlig entkräftet, fast drei Minuten lang sitzen, während in der ganzen Trainingszeit drei teure Hochleistungsmuckimaschinen für andere Besucher nicht zugänglich waren. Befremdlich.

Das war genau wie bei diesen anderen Jungs, die grundsätzlich nur im Doppelpack im Studio auftauchten. Wenn der eine auf dem Gerät saß und seine Muskeln stählte, stand der andere sinnentleert daneben und sah zu, obwohl das baugleiche Modell als Zweitausführung direkt nebenan stand. Die werten Herren haben sich in dieser Zeit nicht einmal unterhalten, nie! Wer hat so viel Zeit übrig? Was ist so spannend daran, seinem Kumpel die ganze Zeit auf den schwellenden Bizeps zu starren? Und wer will allen Ernstes diesen öden Vorgang des Gewichtbewegens auch noch zeitlich verdoppeln? Ich wurde im einen wie im anderen Fall regelmäßig nervös, wenn nicht sogar wütend. In einem Fitnessstudio sollte man gefälligst seine Übungen zügig und sauber durchziehen und anschließend sein eigentliches Tagwerk beginnen, verdammt nochmal.

Ich jedenfalls sah zu, dass ich so schnell wie möglich auf den

Crosstrainer kam; auf dem konnte man wenigstens Fernsehen. Darauf hatte ich mich am Anfang fast ein bisschen gefreut, denn das erinnerte mich an meine Kindheit: Morgens um halb neun hatte ich früher immer nur ferngesehen, wenn ich krank war oder wenigstens eine gescheite Magen-Darm-Grippe vorgetäuscht hatte. Wenn mir das überzeugend gelungen war, wartete ich sehnsüchtig, bis die Tür hinter meiner Mutter auf ihrem Weg zur Arbeit ins Schloss fiel. Dann warf ich mich auf das Sofa – nicht ohne mich vorher auf dem Umweg über die Küche mit dem Nötigsten versorgt zu haben, meistens mit Chips und Cola. Einmal hatte meine Mutter eine Akte vergessen und mich um Viertel nach acht mit vier eben noch tiefgekühlten und jetzt frisch gebratenen Western-Steakletts von Iglo erwischt. Ich zappte mich den ganzen Vormittag durch das überschaubare Fernsehprogramm, beschwerlicherweise in schwarz-weiß und ohne Fernbedienung – die gab es in meiner Jugend noch nicht bei uns. Da war es durchaus von Vorteil, dass wir auch nur drei Programme hatten und mittags nur ein Testbild zu sehen war. Die Qual der Wahl fiel damit deutlich weniger qualvoll aus. Goldene Zeiten.

Und nun durfte ich ganz legal gucken, mit wesentlich mehr Programmen als früher und dann noch für einen guten Zweck – nämlich im Namen des Gewichtsverlusts. Bloß: Die Sache hatte mit der Legalität irgendwie auch ihren Reiz verloren, was durchaus auch an dem dargebotenen Programm lag. Das Morgenmagazin auf ARD oder ZDF konnte ich nach zwei Wochen nicht mehr sehen (Es gibt Freunde von mir, die täglich als Erstes mit Wonne genau das anschauen – wie ertragen die das?). Aber meistens endete die Sendung eh gerade, wenn ich vom Gerätetraining kam. Aber was ich anfangs noch nicht wissen konnte: Das Elend begann damit erst richtig. Hat schon mal irgendjemand »Julia – eine Frau geht ihren Weg« gesehen? Christiane Hörbiger als resolute Richterin in einer österreichischen Kleinstadt, deren Mann ein Kind mit einer anderen hat. Deren Enkel von Entführung durch den argentinischen Vater bedroht sind, könnte auch ein Chilene gewesen sein. Und Hörbiger schmollt zu all dem, leidet, beweist Großmut, verzeiht wieder und fällt Rechtsurteile... und das alles in einer Folge! Puh.

Alternativ gab es eine lausige Eiskunstlauf-Soap mit Tanja Szewczenko auf RTL, noch ein Morgenmagazin im ZDF und Handyklingeltonwerbung auf Viva. Und auf DSF: Pokern. Das kam mir extrem absurd vor, zunächst einmal. Was hatte denn das mit Sport zu tun? Lieber hätte ich eine Wiederholung des Zweitliga-Spiels vom Montag gehabt oder den Rückblick auf die Bundesliga-Saison 93/94. Erst im Laufe des Jahres sollte ich meine ungezügelte Leidenschaft für Pokern im Fernsehen entdecken. Bis dahin wurde ich vom Fernsehen regelmäßig und bitterlich enttäuscht.

Also schaute ich meistens durch das Fenster auf die Breitenfelder Straße, vierspurig, ein Parkstreifen in der Mitte, die bereits erwähnte Fußgängerampel, eine Altbaureihe in Grün und Gelb gegenüber und immer wieder vereinzelte Gesamtschüler auf ihrem Weg zwischen die Mühlsteine des Bildungssystems. Wir sahen uns an, die Schüler und ich, wer zuerst wegguckt, hat verloren, dachte ich dann jedes Mal bei mir. Natürlich gewann ich immer, was nicht sonderlich schwer war, schließlich mussten sich die da draußen fortbewegen und nebenbei den Verkehr im Auge behalten, während ich auf der Stelle trat und vor mich hin schwitzte, mit einer computerermittelten Geschwindigkeit von 11,5 km/h, 160 Watt und einem Puls von 140.

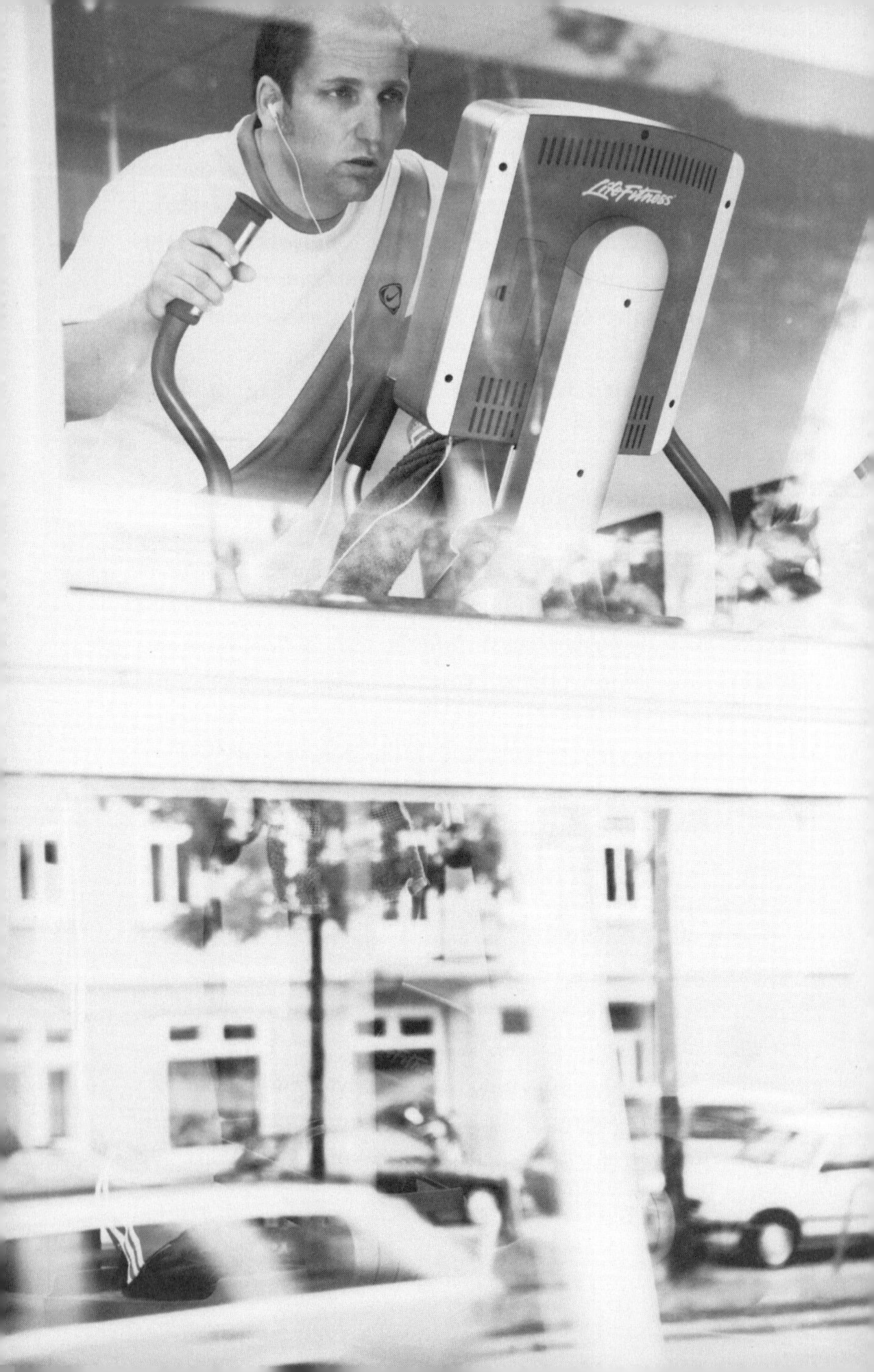
LifeFitness

Das Schwitzen tat gut, auch das Strampeln, meine Knie hielten tadellos durch. Ja, es sind tatsächlich die kleinen Dinge im Leben, die glücklich machen können. Aber Spaß – nein, Spaß hatte ich dabei keinen. Auch das Anstarren von Gesamtschülern wurde irgendwann fad, und so fiel mein Blick doch meist tonnenschwer auf den Asphalt. Und ich dachte an nichts, bis mein Gehirn nach 60 Minuten Crosstraining fast komplett entleert war.

Das war, wenn ich jetzt so drüber nachdenke, eigentlich ganz angenehm.

Kapitel 8

Big in Shanghai

Tag 37: 103,8 Kilo

In Shanghai steht das Jin Mao Building, 421 Meter hoch. Der höchste Aussichtspunkt der Stadt befindet sich oben unter dem Dach; in 45 Sekunden wird man mit dem Fahrstuhl hinaufbefördert. Ich fand mich am Tag meiner Ankunft in China mit gut 25 Chinesen darin wieder. Verblüfft stellte ich dabei fest: Sie waren allesamt kleiner als ich. Eine knappe halbe Minute genoss ich dieses erhabene Gefühl. Das passierte mir schließlich nicht allzu oft bei meiner überschaubaren Körpergröße von 176 Zentimetern. Andererseits waren sie auch allesamt dünner als ich. Viel dünner. Genau genommen ist mir in meinen fünf Tagen in China kaum ein übergewichtiger Einheimischer aufgefallen. Wie machten die das bloß?

Ich fragte meinen Freund Christoph. Der war der eigentliche Grund meines Aufenthalts in Shanghai. Christoph arbeitete dort, chinesisches Personal suchen für eine deutsche Softwarefirma, ich war von der »Zeit« hingeschickt worden, um über ihn zu schreiben. Er wollte mir die Stadt zeigen, am besten erstmal von oben, deshalb standen wir im höchsten Stockwerk des Jin Mao. Es hatte draußen 30 Grad, aber man konnte den Boden nicht sehen vor lauter Dunst und Nebel. Die Luft hätte man in Würfel schneiden und bequem in Kartons exportieren können, so dick war die Suppe, die hier im Fernen Osten zum Atmen gedacht war.

»Christoph?«

»Ja, Stevie?«

Er gehört zu ungefähr fünf Leuten, die mich seit der siebten Klasse kennen und zu denen ich noch Kontakt habe. Diese Leute nennen mich »Stevie«. Nein, ich möchte nicht darüber reden.

»Sag mal: Warum sind die Chinesen eigentlich so dünn?«

»Hm.« Er runzelte die Stirn. »Gute Frage.«

Ich versuchte ihm bei der Antwort zu helfen.

»Ist das Essen hier eher… fettarm?«

Er lachte hell auf. »Nee, das nun wirklich nicht. Im Gegenteil. Was glaubst du, was hier alles in die Friteuse kommt.«

»Essen die vielleicht weniger Fleisch?«

»Auch nicht. Mir kommt es eher vor, als wäre es mehr. Bei Hühnchenstücken werden sogar sämtliche Knochen zerhackt mitserviert. Das ist ziemlich übel.«

»Aber warum dann? Was haben die, was wir nicht haben?«

Die Antwort hatte seine Frau parat. »Die Frage ist eher: Was haben wir, das die nicht haben?«, sagte Julia, als Christoph und ich zwei Stunden später nach Hause kamen. Wir waren noch über den Bund geschlendert, den Flanierboulevard am Huangpu-Fluss; von Übergewichtigen keine Spur, mal abgesehen von mir und ein paar weiteren Langnasen.

»Und das wäre?«

»Brot«, sagte Julia. »Das kennen die hier nicht, ist total unüblich. Das wäre meine Erklärung für dieses Phänomen.«

Ich habe Julia als eine sehr kluge Frau kennengelernt, deshalb schien mir diese Antwort äußerst plausibel zu sein. Sie erzählte mir auch, dass sie trotzdem nicht auf Brot verzichten würden; sie selber backte welches im heimischen Herd. Dabei sei es in Shanghai, einer Stadt mit immerhin 17 Millionen Einwohnern, Tendenz täglich steigend, gar nicht so einfach, die entsprechenden Zutaten zu bekommen.

Obwohl: Zu besonderen Gelegenheiten wird sogar in Shanghai Brot gereicht. Oder original bayrische Brez'n. So geschehen in einer Geschäftsstraße im Stadtteil Pudong. Dort stand zur Zeit der Weltmeisterschaft ein Großraumzelt, von deutschen Firmen in Shanghai gesponsert. Während der WM fand dort das »Soccer Beer Festival« statt. Dort habe ich – immerhin ein akkreditierter WM-Reporter – das Achtelfinale geschaut, Deutschland gegen Schweden, 8.000 Kilometern vom WM-Stadion München entfernt, wo ich auch hätte sein können. Das nenne ich mal ein journalistisches Luxusproblem.

Es war mein erster Abend in Shanghai, der erste überhaupt in China – und was gab es zu essen? Nürnberger Rostbratwürstchen mit Sauerkraut, Bratkartoffeln, Leberkäse, dazu Weißbrot, Brez'n, Butter und süßer Senf, serviert an Biergartentischen mit blau-weiß karierten Tischdecken. Chinesen in deutschen Nationalmannschafttrikots schenkten Bier in Maßkrügen aus, an unserem Tisch sorgte »Ballack« für den stetigen Bierfluss. Bevor man in seinem Maßkrug den Boden sehen konnte, war der freundliche Asiat mit der 13 auf dem Trikotrücken zur Stelle und schenkte nach. Immerhin, das Bier war chinesisch, sagte Christoph mit Kennermiene.

»Das ist das gute Tsing Tao.«

Es war ein Abend des Kontrollverlusts. Zunächst waren es die Chinesen im Zelt, die nicht an sich halten konnten. Eine philippinische Partyband heizte dem halb gefüllten Saal bereits vor Spielbeginn ein, was angesichts der tropischen Waschküche vor dem Zelt nicht so zwingend nötig gewesen wäre. Das wiederum stachelte die Einheimischen erst recht an. Der Chinese an sich singt gern und falsch, wie ich an jenem Abend lernen musste. Immer wieder ließen sich Menschen bereitwillig von den beiden kurzberockten Sängerinnen von den Sitzbänken ziehen, um auf der Bühne in völliger Text- und Rhythmusunkenntnis »Like A Virgin« von Madonna zu intonieren. Von Scham oder Angst vor möglicher Blamage keine Spur. Das war erstaunlich.

Dann verloren um mich herum deutsche Facharbeiter mit Arbeitsplatz in China alkoholbedingt ihre motorischen Fähigkeiten und ihr Sprachzentrum. Bei Spielbeginn war ein Großteil der Belegschaft hackebreit; der Rest war spätestens nach der ersten Halbzeit glückstrunken über das sensationelle Spiel der eigenen Jungs daheim: 2:0, zweimal Poldi, Klose ein Gigant, das beste Deutsche Spiel seit Bern anno '54, da war man sich einig. Ich war mir nicht sicher, ob ich mich nicht doch ein wenig ärgern sollte, denn ich hätte im Stadion sein können. Andererseits: Die Stimmung auf der Pressetribüne war mutmaßlich weniger prächtig als in Shanghai.

»Ballack, schenk mal nach!«, lallte ein entfesselter Siemens-Mitarbeiter und winkte mit dem Bierhumpen dem Kellner zu.

Ich mag kein Bier, deshalb konnte ich weiterhin sprechen und gehen, aber mir war es in dieser Nacht gerade mal egal, was mir auf den Teller kam. Beherzt bekämpfte ich meinen Jetlag mit reichhaltigen Speisen meines Heimatlandes. Verdammt, ich hatte so richtig Hunger! Das Essen im Flugzeug hatte ich kaum angerührt, den Tag über hatte ich meinen Magen kaum gespürt vor lauter Fremdelei mit diesem seltsamen Land – aber ich war schon immer ein großer Freund der Nürnberger Rostbratwurst, in welchem Teil der Erde man ihr auch immer begegnet. Ich langte kräftig zu, so sehr, dass ich mich zum ersten Mal nach vielen Wochen so richtig voll fühlte, mit gespanntem Ranzen, latenter Übelkeit und dem Nachgeschmack von Sauerkraut und Fleischprodukten beim Aufstoßen. Das war mein persönlicher Beitrag zu all dem Kontrollverlust an diesem Abend.

Und damit war ich höchstens im hinteren Mittelfeld. Nach Spielende beobachtete ich, wie zwei deutsche Fans in Nationalmannschaftstrikots Arm in Arm aus dem Zelt wankten, enthemmt »Finale, oh-oh!« grölten und dann kollektiv ins Trudeln gerieten. Zuerst fielen sie in einen Blumenkübel mit künstlichen Orchideen, dann durchbrachen sie krachend einen Holzzaun, bevor sie, immer noch singend, auf chinesischem Asphalt aufschlugen. Aha, dachte ich, so sieht es also aus, wenn Freunde zu Gast in der Welt sind.

Am nächsten Morgen erzählte mir Christoph, dass zur Zeit mit Carsten Jancker ein weiterer deutscher Gastarbeiter vor Ort war. Der spielte für Shanghai in der chinesischen Liga, mehr schlecht als recht – na ja, in Deutschland hat es ja nicht mal mehr für Kaiserslautern gereicht. Wir saßen gerade beim Frühstück, bei dem Julias selbstgebackenes Brot herumgereicht wurde und es Butter und Marmelade aus einem europäischen Supermarkt in Pudong gab. Und ich stand kurz vor meinem fußballerischen Comeback, wie Carsten Jancker im Reich der Mitte.

Christoph und Julia wohnten in einer fast ausschließlich von Ausländern bewohnten Anlage, einer Art Club Med für Werktätige, mit eigenem Restaurant, Supermarkt, Arzt, Fitnessclub, Schwimmbad, Tennisplatz … Wer nicht wollte, musste den

Compound nicht verlassen, um zu überleben, und einige der ausländischen Ehefrauen nahmen dieses Angebot wohl tatsächlich dankbar an.

Die Männer jedenfalls trafen sich jeden Sonntag auf der großen Wiese zwischen den Häusern zum Fußballspielen, wegen der großen Hitze tagsüber schon morgens um neun. Dort kickten Deutsche, Dänen, Holländer, Schweden, Mexikaner mit- und gegeneinander auf Fünf-Meter-Tore, die eigens dafür angeschafft worden waren. Gäste waren sehr willkommen, deshalb stand ich um kurz vor neun an diesem dunstigen, schwülen Morgen auf der gepflegten, ovalen Grünfläche beim Clubhaus. Vor einem Jahr hatte ich zuletzt gegen einen Ball getreten, eine lange Pause zur Schonung meiner ziemlich kaputten Knie. Im Laufe der Zeit kam ich ganz gut zurecht ohne Fußball. Aber dieser Versuchung konnte ich so wenig widerstehen wie den Würstchen am Abend zuvor. Ich hatte mir am Tag davor sogar extra Fußballschuhe gekauft. Und jetzt hatte ich tatsächlich ein bisschen Lampenfieber.

Ich brauchte ein wenig, um ins Spiel zu kommen. Der erste Pass rutschte mir über den Fuß, und dieser Mexikaner auf der anderen Seite war verflixt gut, der hatte alle Fähigkeiten, jeden Einzelnen auf der Wiese auf einem Bierdeckel auszuspielen. Aber es war wunderbar! Ich hatte echt vergessen, wie gut sich ein Ball am Fuß anfühlte. Und mit der Zeit wurde ich immer sicherer. Ich vertraute sogar meinen Knien und lief mehr, wusste irgendwann um die unorthodoxen Laufwege meiner Mitspieler und konnte meine einstmals gefürchteten tödlichen Pässe an den Mann bringen.

Ich beendete den Kick nach knapp 70 Minuten mit einem trockenen Volleyschuss in den Torwinkel. Ich stand in meinem eigenen Saft, kein Flecken auf meiner Haut war noch trocken;

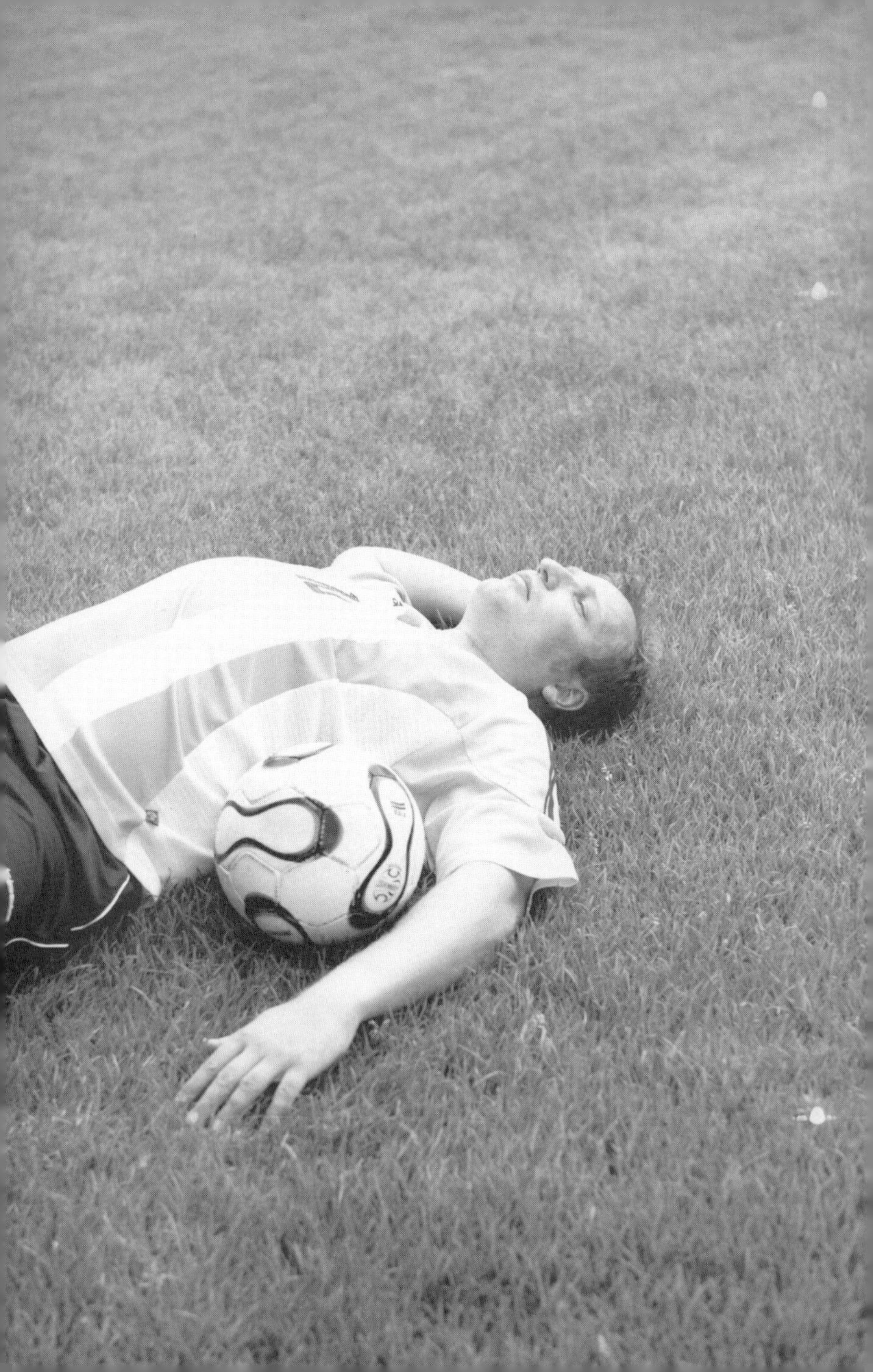

diese Luft war das Schlimmste, was ich je geatmet hatte: heiß, feucht, stinkend. Ich war komplett am Ende – um kurz nach zehn am Morgen! – und wusste nicht, wie ich den Rest des Tages überstehen sollte. Aber ich war glücklich, in der Seele gesättigt auf eine Weise, wie nur ein Fußballspiel befriedigen kann.

Das Ganze hatte allerdings einen unerwünschten Nebeneffekt (nicht für die Knie, die hatten durchgehalten): Vorher war ich runter vom Fußball gewesen, clean sozusagen – ein Jahr Entzug hatte mich scheinbar geheilt. Aber dieses Spiel an einem schwülen Sonntagmorgen hatte mich wieder drauf gebracht. Ich lag erschöpft auf dem Rasen, ich sah die menschenleeren Tore auf dem Spielfeld; in dem einen lag noch der Ball, den ich dort vorhin versenkt hatte. Und plötzlich wusste ich nicht mehr so recht, wie ich in vier Tagen zu Hause wieder auf den Crosstrainer umsteigen sollte. Mehr noch: Beim Gedanken daran musste ich heftig schlucken. Sollte das hier alles gewesen sein, bloß wegen meiner blöden Knie? War tatsächlich schon wieder Schluss mit Fußball?

Seltsam. Wie nah Glück und Verzweiflung doch manchmal beieinander liegen können.

Kapitel 9

Tiefer gelegt

Tag 50: 101,5 Kilo

Die Kiste war eigentlich gar nicht schwer gewesen. Kinderklamotten, Größe 146 bis 164, aus denen war der Junge schon längst rausgewachsen. Der Inhalt dieser Kiste wie der einiger anderer sollte verkauft werden; auf dem Flohmarkt am Goldbekhaus in Hamburg-Winterhude konnte man immer richtig gut Umsatz machen. Blöd nur, dass dieser banale Karton mit Kinder-T-Shirts den Rest meines Sommers nachhaltig verändern sollte.

Meine Frau reichte ihn mir an; ich wollte ihn auf die Tapeziertische stellen, die unsere Verkaufsfläche werden sollten. Es piekste ein bisschen im Rücken, irgendwo knapp über dem Hintern. Ich dachte mir zuerst nicht viel dabei. Aber bei der nächsten Kiste piekste es ein wenig mehr, und irgendwann begann es heftig zu ziehen.

»Is´ was?«

Andrea sah mich an. Ich ging inzwischen leicht gekrümmt und presste meine Lippen aufeinander.

»Nö. Wieso?«

An dieser Stelle ist vielleicht ein kurzer Exkurs in die Psyche des männlichen Schmerzes angebracht. Grundsätzlich haben

Männer nämlich keine Schmerzen. Jedenfalls dann nicht, wenn sie

a) Zuhause ständig zu hören bekommen, dass sie sich dauernd überfordern,
b) einen Flohmarkt dringend benötigen, um die Bonuspunkte in ihrer Beziehung zu erhöhen, weil sie
c) wegen der Fußball-WM und sonstiger Aktivitäten kaum noch zu Hause sind und
d) auf keinen Fall von ihrer Frau ein »Siehste, hab ich doch gesagt, dass du besser aufpassen musst« hören wollen.

Ich hatte also offiziell keine Schmerzen, inoffiziell war ich dankbar, dass mich Andrea als erfahrene Rückenpatientin durchschaute und mir befahl, sofort die Kiste abzustellen und eine Pause zu machen. Ohne zu murren setzte ich mich ins Auto. Allerdings nur wenige Sekunden – im Sitzen machte sich auf einmal ein stechender Schmerz im Oberschenkel bemerkbar, ich musste sofort wieder in die gebeugte Senkrechte. Meine Frau seufzte schwer.

»Okay, fahr einfach nach Hause und leg dich hin. Ich bekomme das hier schon allein hin«.

Sie gab mir noch ein paar Verhaltensmaßregeln mit auf den Weg: im Wohnzimmer mit dem Rücken auf den Teppich legen, die Beine im 90-Grad-Winkel auf einem Stuhl lagern, »Schmerzmittel findest du in der Kommode im Flur, zweite Schublade von oben«.

Ich murmelte was von »nur ein Stündchen«, versprach meine Rückkehr nach kurzer Rekonvaleszenz und fuhr heim.

Die Schmerzen nahmen im Laufe des Tages jedoch zu. Sitzen konnte ich bald überhaupt nicht mehr, liegen bloß in stabiler Seitenlage, stehen tat ebenfalls weh, gehen noch mehr. Irgendwann merkte ich, dass mein Bein taub wurde. Ich rief Andrea an.

»Mein Oberschenkel ist taub.«

»Wie bitte?«

»Oberschenkel. Spür ich nicht mehr. Taub.«

Na super. Jetzt verlor ich auch noch die Fähigkeit, in vollständigen Sätzen zu sprechen.

»Klingt nach 'nem eingeklemmten Nerv«, sagte Andrea. »Ruf den Notarzt an, der gibt dir eine Spritze, das sollte eigentlich was bringen.«

Die Wohnung war nicht aufgeräumt, die Schmerzen bei objektiver Betrachtung durchaus erträglich – ich beschloss, das mit dem Notarzt mal lieber bleiben zu lassen und morgen einen normalen Orthopäden aufzusuchen.

Das tat ich am nächsten Morgen auch. Das Röntgenbild zeigte eine Protrusion der Bandscheibe im Bereich der Lendenwirbel 4/5.

»Aha«, sagte ich verständnislos. »Und das ist was?«

»Kein Bandscheibenvorfall, sondern nur eine Vorwölbung«, sagte der Arzt. »Die Bandscheibe ist also noch nicht ausgelaufen, da haben Sie nochmal Glück gehabt. Trotzdem drückt sie auf einen Nerv, deshalb zieht sich der Schmerz vom Rücken über die Hüfte bis in den Oberschenkel; auch das Taubheitsgefühl rührt vom eingeklemmten Nerv.«

Schön und gut. Der Haken war nur: Ich hatte einen Tag später einen Platz auf der Pressetribüne in Dortmund beim Halbfinale Deutschland gegen Italien. Das sagte ich dem Doc.

»Wichtig ist also nur eines im Moment: Können Sie mich für das Spiel fit spritzen?«, fragte ich mit flehendem Blick.

Der Arzt grinste. »Klar«, sagte er. »Kein Problem«.

Er irrte. Es war ein Problem. Die Schmerzen wurden immer

schlimmer, das Sitzen immer unerträglicher – und das, obwohl mir der Mann hochdosiert Schmerzmittel verschrieben hatte. Der Tag ging, die Nacht kam und der nächste Morgen. Ich hatte quasi nicht geschlafen und stand sehr früh wieder bei dem Orthopäden auf der Matte.

»Nicht besser?«, fragte er.

»Schlimmer«, sagte ich.

Er zog ungläubig die Augenbrauen zusammen.

»Hören Sie: Um eins geht mein Zug nach Dortmund«, sagte ich. »Bis dahin will ich nur einigermaßen schmerzfrei sitzen können. Bekommen Sie das hin?«

Er nickte. »Klar«, sagte er, »kein Problem«, aber die Platte kannte ich schon, und wer genau hinhörte, bekam den Eindruck, dass die Zuversicht in seiner Stimme nicht wirklich echt war. Er spritze diesmal länger und mindestens dreimal, verpasste mir einen Stützgürtel und schrieb noch mehr Schmerzmittel auf seinen Rezeptblock. »Viel Spaß beim Spiel«, wünschte er mir noch.

Um halb eins machte ich den Sessel-Test: Wenn ich jetzt länger als fünf Minuten schmerzfrei sitzen konnte, würde ich mich auf den Weg nach Dortmund machen. Nach 20 Sekunden quälte ich mich wieder aus dem Sitz, mit brennendem Oberschenkel. Rien ne va plus.

Den Anpfiff erlebte ich vom Bett aus. Mitte der ersten Halbzeit gesellte sich ein Notarzt zu mir, den Andrea gerufen hatte, weil sie nicht länger ertragen konnte, wie ich mich hin und her wälzte und jammerte. Ich hatte in meinem Leben noch nie solche Schmerzen gehabt, niemals! Der Arzt verließ uns laut fluchend etwa in der 60. Minute, als sein Handy ihn zum nächsten Einsatz rief. Vorher deponierte er eine weitere Spritze und mehrere Tabletten gegen die Schmerzen in mir. Bis zum Ende der Verlängerung wurden sie zwar auch nicht weniger, aber wenigstens war ich so sediert, dass mich der Sieg der Italiener nicht sonderlich aufregte.

In den nächsten Tagen nahm ich am Leben quasi nicht teil: Ich hing nutzlos auf dem Bett oder dem Wohnzimmerparkett herum, suchte stöhnend nach einer erträglichen Liegeposition, guckte »Oliver Geißen«, »Barbara Salesch« und andere Talk- und Gerichtsshows und wurde von der Erkenntnis gestreift, dass alles noch viel schlimmer sein konnte im Leben. Aber

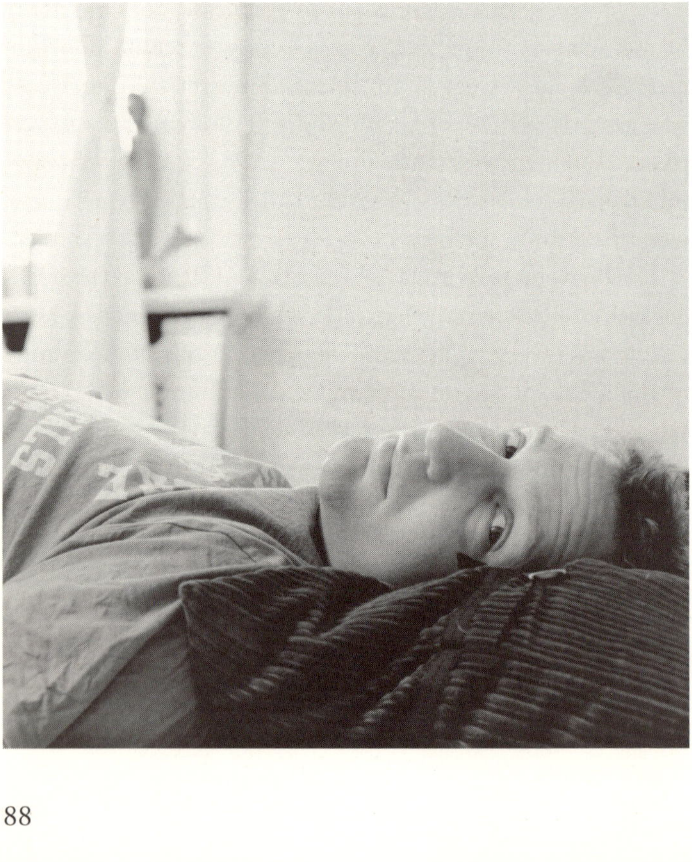

kaum schmerzhafter, denn auch hier ist die Psyche des männlichen Schmerzes eindeutig: Haben wir uns tatsächlich einmal fürs Leiden entschieden, dann holen wir auch alles aus ihm raus – bis zum bitteren Ende.

Ich war amtlich tiefergelegt, ich schluckte Schmerztabletten, viel mehr nahm ich nicht zu mir, weil mir ziemlich schlecht von den Pillen wurde. Novalgin, Iboprofen und Co. sorgten dafür, dass ich mehr als fünf Tage kaum Nahrung zu mir nehmen konnte. Rausgehen auch nicht. Ich sah vom Wohnzimmerfußboden aus zu, wie der Sommer draußen ohne mich weitermachte.

Der Sonntag rückte näher und mit ihm das Endspiel. Wieder hatte ich Glück: Ein Platz auf der Pressetribüne war für mich reserviert worden, das las ich im Pressebereich der FIFA-Homepage. Aber mein Einsatz war mehr als fraglich. Ich könnte Zidane sehen, live, einmal in meinem Leben! Es war zum Kotzen.

Sonntag. Keine Besserung. Kein Endspiel. Ich meldete mich bei der FIFA via E-Mail ab. Wie schon beim Halbfinale würde ein anderer glücklicher Journalist statt meiner auf der Tribüne in Berlin hocken und das Spiel Italien gegen Frankreich sehen, während ich vor dem Fernseher lag, das rechte Bein unnatürlich hochgezogen, weil es dann nicht ganz so erbärmlich schmerzte. Zwischendurch, in einem der wenigen Momente, in denen es mir nach Bewegung dürstete, stellte ich mich auf die Waage: Mehr als zwei Kilo waren bereits weg, und das in gerade mal zehn Tagen und ohne jeglichen Sport. Könnte man Bandscheibenprobleme als Diät verkaufen – ich würde sofort in den Markt drängen.

Kapitel 10

Alles Käse

Tag 58: 98,7 Kilo

Eine zweite Woche mit taubem Bein. Die ganze Oberfläche des rechten Oberschenkels und der dicke Muskelstrang an der Außenseite waren nicht mehr zu spüren. Ich probierte meine Nervenfunktionen stündlich aus, indem ich meinen Zeigefinger tief ins Bein bohrte. Die Einstichstelle blieb lange rot, drum herum war die Haut weiß wie Kalk, aber ich fühlte nichts. Am Rücken hingegen schon. Er war immer noch schief, die so genannte Schutzhaltung; um meine Lendenwirbel herum zog es wie Hechtsuppe. Inzwischen hatte ich den Orthopäden gewechselt. Vielleicht hat ein anderer bessere Tabletten, dachte ich bei mir.

Hatte er nicht. Dafür schickte er mich in einen Computertomographen, was aber nichts an der Diagnose änderte: Doofe Protrusion, aber »soooo schlimm ist das nun wirklich nicht, Herr Bartels.« Und bei den Dosierungen der Schmerzmittel, die ich bekam, hätte ich nicht mal spüren dürfen, wenn mir jemand mit einem Kantholz zwischen die Schulterblätter gehauen hätte.

Tja. War aber nicht so. Irgendwie wirkte nichts so recht: Ich konnte nicht schlafen, nicht liegen, nicht schreiben, lesen auch nicht, fernsehen war so ziemlich das Einzige, was ich auf die Reihe bekam. Und essen. Das ging wieder. Scheinbar hatte ich mich schlicht an die Tabletten gewöhnt. Ich ließ mir jetzt täglich ein Spaghettieis von meinem Sohn besorgen; mein Appetit auf andere Leckereien war auch zurück. Auf Käse zum Beispiel. Ich wollte Käse.

»Wir haben keinen Käse«, sagte Andrea. »Nicht mehr, seit du abnimmst.«

»Ich will aber Käse. Und zwar jetzt. Alten Gouda. Oder Greyerzer. Oder Höhlenkäse. Und Butter. Und Brötchen.«

»Ich kenne mich ja nicht so aus, aber sind das nicht diese Sorten mit 50 Prozent Fett? Und Butter, hat die nicht knapp 100 Prozent?«

»Ist mir egal. Holst du jetzt welchen oder nicht?«

Sie sah mich lange an. Sie kannte mich netter, das wurde mir soeben klar. Ich hatte aber überhaupt keinen Bock gehabt, nett zu sein. Ich war krank, Menno. Ich litt. Ich verzog mein Gesicht und stöhnte – einmal Schmerz antäuschen konnte in jenem Augenblick nicht schaden. Eine Minute später war sie auf dem Weg zum Supermarkt.

»Vergiss die Butter nicht!«, rief ich ihr nach.

Klar wusste ich, dass sie recht hatte. Ich war zehn Kilo losgeworden, in nicht einmal zwei Monaten. Ich sah jetzt schon viel besser aus, mal abgesehen von meinem genervten, verbitterten Gesicht. Ich war die Fleisch gewordene Disziplin.

Aber seit ein paar Tagen aß ich, als gebe es kein Morgen. Haribo, Brot, Nudeln, das mit dem Eis bekam sie natürlich auch mit. Sie machte sich Sorgen, dass ich das ordentliche Ergebnis der letzten Wochen aus Schmerz und einer miesen Laune heraus wieder in die Tonne treten würde. Ihre Sorge galt aber nicht ihr. Sondern mir. Weil sie wusste, dass sich irgendwann wieder

Lücken der Selbsterkenntnis im Verdrängungsprozess auftun würden. Und dann würde ich mich nicht besonders gut leiden können, wenn ich tatsächlich bald wieder 105 oder mehr Kilo wiegen sollte.

Apropos: Wie sah es da eigentlich aus im Moment? Ich hatte gerade mal nichts zu tun, das Feld bei der Tour de France war heute bei Kilometer 67 noch dicht zusammen in einem Flachstück. ARD-Reporter Herbert Watterott erzählte von irgendeiner gerade zu passierenden gotischen Kirche im Val de Sainte Merde au Zut-Alors, vor der schwarzgekleidete Frauen mit Kopftüchern und Damenbart selbst gezüchtete Zucchini und Spitzendeckchen feilboten – oder so was in der Art. Ich mochte das Kontemplative bei diesen ellenlangen Radübertragungen; es passiert ja eher selten etwas, und im Prinzip fand ich die kulturellen Einsprengsel der Moderatoren ganz charmant. Aber im Moment ging mir genau das auf die Nerven. Genauer gesagt: Ich ging mir auf die Nerven. Alles ging mir auf die Nerven. Da konnte ich mir genauso gut den Rest geben und mich auf die Waage stellen.

Ich klaubte mich selbst vom Wohnzimmerparkett auf und schleppte mich ins Bad, angelte die Waage mit dem nackten rechten Fuß hervor, platzierte sie auf ihren angestammten Platz (bündig abschließend mit der linken Ecke der kaputten Fliese vor der Waschmaschine) und stellte mich drauf.

98,7 Kilo.

Okay…

Wow.

Wie geil.

Das dachte ich, in exakt dieser Reihenfolge. Für einen Moment war ich tatsächlich freudig erregt. Unter 100! Aber dann stieg ich wieder von der Waage herunter und schaute in den

Spiegel. Ich war blass. Und das mir, bei dem wenigstens die Gesichtsfarbe im Grunde immer gestimmt hatte. Fünf Tage ungezügelter Bartwuchs wucherte in meinem Gesicht. Ich hatte Augenringe wie LKW-Reifen. Ich seufzte schwer.

Ich hatte mir das Ganze etwas glamouröser vorgestellt. Mein Wiedereintritt in die Welt der Unter-Zwei-Zentner-Männer hätte fröhlich pfeifend erfolgen sollen, mit einem gewinnenden Lächeln auf den Lippen, mit wehendem Haupthaar auf dem Crosstrainer, federnden Schrittes auf dem Catwalk der sommerlichen Straßen – so was in der Art. Und jetzt? Ich hatte diese erste große Etappe geschafft und keine Sau bekam es wirklich mit. Ist doch scheiße, so was. Das war eines Kilo-Killers einfach nicht würdig.

Ich überlegte, ob ich Andrea auf ihrem Handy anrufen sollte. Sie könnte eigentlich noch ein paar Chips mitbringen.

Kapitel 11

Akte X

Tag 65: 95,8 Kilo

Hallo?

Ist da jemand?

Ich brauchte nämlich jemanden zum Reden, fürchtete ich. Was damals passierte, war echt nicht mehr normal. Und ich wusste wirklich nicht, wie ich damit umgehen sollte. Das war alles so… ich meine… Wie soll ich sagen?… seltsam.

Schon wieder drei Kilo weg. In nur einer Woche. Und ich wusste beim besten Willen nicht, warum. Und schon gar nicht, mit wem ich darüber sprechen sollte – das Kind hatte jetzt Ferien, Andrea war mit ihm an die Nordsee gefahren. Ich dagegen war immer noch Zuhause, ich konnte mich mittlerweile zwar selbst versorgen, transportfähig allerdings war ich noch immer nicht. Und meine Freunde arbeiteten und verbrachten die lauen Sommerabende an der Elbe. Ich hingegen schaffte es gerade mal täglich in den Supermarkt, ich sollte mich ja bewegen. Und da kaufte ich nach wie vor Dinge, die unsere Wohnung eigentlich nie wieder erreichen sollten. Pizza zum Beispiel. Eigentlich aß ich seit Jahren keine Pizza mehr. In dieser Woche waren es bereits drei. Gestern gab es Ravioli mit Gorgonzola-Walnuss-Füllung, zum Nachtisch Eis. Davon konsumierte ich durchschnittlich einen Liter am Tag. Herrje, es war ja auch ein fürchterlich warmer Sommer draußen! Und ich schaffte es nicht, mich gegen diese Esslust zur Wehr zu setzen. Der Schalter war wieder in die andere Richtung gekippt. Da, wo vorher Optimismus gestählte Disziplin vorzufinden war, feierte nun der gute, alte Geist der Scheißegal-Haltung ein Comeback auf seinem Stammplatz.

»Wer krank ist, muss ja nicht auch noch darben«, sprach dieser verdammte fettleibige Teufel auf meiner Schulter und lachte mir dabei dreckig ins Ohr.

Seit fast drei Wochen war ich jetzt ausgeknockt. Seit fast drei Wochen hatte ich keinen Sport getrieben: keinen Crosstrainer, keine Geräte angerührt, kein bisschen Fahrrad gefahren, von Fußball mal ganz zu schweigen. Seit fast drei Wochen lag ich täglich 23 von 24 Stunden bloß herum, las, zappte ziellos durch die Fernsehprogramme, glotzte an die Decke. Besserung ist sehr weit entfernt in Sicht, sagte das medizinische Fachpersonal, das ich inzwischen sehr ausgiebig beschäftigte – zu dem Orthopäden waren nun noch ein Krankengymnast und ein Osteopath hinzugekommen. Es wurde auch tatsächlich besser, wenn auch in Zeitlupe.

»Was du brauchst«, sagte Lyam Lindemann, der erste Osteopath in meinem Leben, »ist Geduld.«

Na gut. Dann hatte ich eben Geduld. Zeit genug, um Geduld zu haben, war ja vorhanden. Auch Zeit genug zum Nachdenken. Zum Beispiel darüber, warum ich eigentlich diese Rückenprobleme bekommen hatte. Die gab's doch früher auch nicht. Ich hatte keinen blassen Schimmer. Also befragte ich dazu mal mein soziales Umfeld.

Meine Mutter sagte: »Zwei Langstreckenflüge in fünf Tagen – das ist ganz schön heftig. Das sich da was verschiebt, wundert mich nicht.«

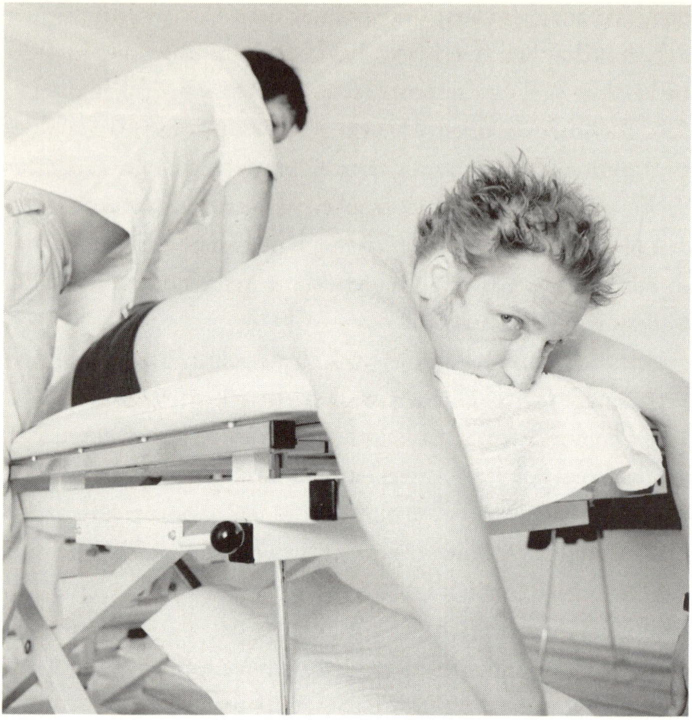

Mein Bruder sagte: »Tja, sehen wir den Tatsachen ins Auge – du wirst halt einfach langsam ein alter Sack, hehe.«

Meine Frau sagte: »Ich glaube, du hast einfach zu schnell abgenommen.«

Eine eher absurde These, wie ich im ersten Moment fand. Andererseits stand sie mit der nicht allein da. Auch mein Osteopath sah die Sache ähnlich.

»Stell dich mal hin«, forderte er mich bei meinem letzten Besuch auf, »und hebe mit beiden Händen deinen Bauch an«.

Das machte ich.

»Und, fällt dir was auf?«

Tatsächlich. Die Druckverhältnisse in meinem Rücken änderten sich sofort. Er war spürbar entlastet. Fühlte sich komisch an, irgendwie... haltlos. Das teilte ich ihm mit.

Dann erklärte mir Lyam, was in etwa mit meinem Rücken passiert war: Er sei auf meinen dicken Bauch eingestellt gewesen und hätte im Laufe der Zeit die entsprechende Statik für diese Last aufgebaut. Und in dem Moment, wo ein ordentliches Stück dieser Last weggefallen war, stimmte die Statik nicht mehr, weil die Muskulatur auf meinem Rücken mit den veränderten Gewichtsverhältnissen am Bauch nicht mitgewachsen war.

So hatte ich das Ganze jedenfalls verstanden; klang ja auch irgendwie schlüssig. Abgesehen davon hatte ich eh beschlossen, die alternative Medizin für mindestens diesen Fall der konservativen vorzuziehen. Und weil ich immer alles glaube, was man mir sagt, glaubte ich das eben auch. War ja auch schön, wieder etwas gelernt zu haben: Abnehmen taugt nur was, wenn man seine Muskeln darauf entsprechend vorbereitet. Oder man lässt es einfach mal eine Terz langsamer angehen.

Zum Beispiel bei der Krankengymnastik; das ist definitiv entschleunigtes Leben. Entweder lag ich auf einer Fango-Matte. Oder ich hing im Schlingenbett, einer seltsamen Seilkonstruktion, deren Unmengen von Schnüren und Stricken an mein Becken gebunden wurden und an denen ich hochgezogen wurde. Das sollte die Wirbel dehnen, sagte man mir, damit der Nerv sich befreite und aufhörte, herumzuzicken. So richtig klappte das aber auch nicht. Immerhin, ich kam mal raus, unter Leute. Das war ja auch schon mal was.

Aber konnte mir mal endlich jemand erklären, warum ich so viel Gewicht verloren hatte? Drei Kilo in einer Woche, sechs in dreien – ich sollte mich freuen, aber ich fand es irgendwie gespenstisch. Ich fühlte mich auch kein bisschen dünner, wie seltsam. Waren es womöglich die doofen Schmerzmittel? War es das pure Mitleid des Schicksals? Verlor ich langsam meine schweren Muskeln? Oder war das passive Mitfahren der Tour de France via Fernsehen (zuletzt die schwere Pyrenäen-Etappe!) der Fitness und Gewichtsreduktion doch zuträglich?

Ich wusste es nicht. Ich schaute am nächsten Tag wieder 150 Männern in engen Klamotten beim Radfahren durch Frankreich zu. Sie fuhren durch ein Gebiet, das neben mehreren sehenswerten romanischen Kirchen auch hervorragenden Ziegenkäse zu bieten hatte und ansonsten vom Weinanbau und... blablabla. Was hatte das mit Sport zu tun? Ich wechselte zu Eurosport. Und blätterte nebenbei in einer »Brigitte«, die neben mir auf dem Boden lag.

Ich stieß auf das »Dossier«, jene zwölf Seiten im Heft, für die die »Brigitte« neben Rezepten und den Kosmetikstrecken so beliebt ist. An meinen Musiktipps, die alle 14 Tage darin veröffentlicht wurden, konnte es eher nicht liegen. »Hauptsache schlank« war das Dossier-Thema diesmal, komplett geschrieben von Ildikó von Kürthy. Interessant, dachte ich. Ich selbst hatte schon mindestens sechs Worte in meinem Leben mit ihr gewechselt; sie hat ja lange für den »Stern« gearbeitet, was ich auch manchmal tat. Außerdem wohnte die freundliche Bestsellerautorin von nebenan (»Mondscheintarif« und so) nur ein paar hundert Meter von uns entfernt. Hatte gar nicht gewusst, dass »Gewicht« überhaupt ein Thema in ihrem Leben war. Andererseits: Was wusste ich überhaupt über sie?

Jedenfalls entpuppte sich das Abnehmen bei ihr in all seinen Facetten als das Drama ihres Lebens, was sich vor allem aus der Tatsache ergab, dass sie eine Frau ist. Frauen sind grundsätzlich zu dick. Ich kannte das von meiner: Andrea wog knapp 60 Kilo bei 1,70 Meter Länge, trug Kleidergröße 36 und fand, dass da idealerweise immer noch so zwei, drei Kilo runter könnten. Die spinnt doch. Und die sind alle so. Ohne Ausnahme.

Ich hatte es bei diesem Dossier-Text sozusagen mit geballter »Brigitte«- und von Kürthy-Kernkompetenz zu tun. Sie postulierte dabei ein paar Erkenntnisse, die ich mir selbst nie so richtig klar gemacht hatte. Zum Beispiel schrieb die Ildikó davon (ich schreibe das jetzt mal so kumpelhaft hin; die sechs Worte wurden im Duz-Modus gewechselt, bekanntlich meine bevorzugte Kommunikationsform), dass bei Menschen, die zu dick sind oder sich dafür halten, sich das ganze Denken um das Gewicht dreht. Von einem, ich zitiere, »lebenslangen Martyrium im Spannungsfeld zwischen Verzicht und Gewicht« schrieb sie. Das stimmte und war bei Licht betrachtet äußerst ernüchternd, denn selbst in relativ dünnen Lebensphasen war mein Verhältnis zum Essen, zum Sport, zum eigenen Körper eher unentspannt. Jedes ungesunde Lebensmittel wurde von mir auf die innere Goldwaage gelegt.

Ich unterbrach meine Lektüre und sah zum Fernseher. Ein baskischer Ausreißer strebte einem Gipfel der Kategorie 2 entgegen, und mir wurde klar: Recht hatte sie. Selbst zu diesem Zeitpunkt, wo mir alles scheißegal war, spukte mir die Weight-Watchers-Punktezahl jeder Pizza im Kopf herum. Und machte im Zweifelsfall extrem schlechte Laune. Jedenfalls tat sie es damals. Wenn ich ohnehin viel zu dick war, schaltete sich diese Instanz in der Regel ab. Wie hatte ich doch gleich zu Beginn behauptet: Wir Dicken sind aus Selbstschutz echte Verdrängungsweltmeister. Ich richtete meinen Blick wieder auf die »Brigitte«.

»Ich möchte so gern wieder Sport machen statt Fettverbrennung«, diktierte von Kürthy vom Laufband herab weiter. Jawollo, Ildikó! Mein Leben mit dem Crosstrainer war auch eine zielgerichtete Vernunftbeziehung, mit Liebe hatte das nichts zu tun. Die Wichtigste unter den vier verschiedenen Anzeigen am Gerät war die mit den verbrauchten Kalorien. Nicht umsonst war die Unterzeile meiner Mission »Abnehmen durch Sport« und nicht »Mordsgaudi durch Fitness«.

Aber wie ich in der »Brigitte« weiter las, sah es auf diesem Gebiet sowieso düster aus. Jeder Körper hätte einen »Set Point«, ein individuelles Gewicht, das er halten will. Und wenn man das senken möchte, wehre sich der Körper. Nur fünf Prozent aller Menschen hielten nach einer Diät ihr erreichtes Gewicht. Soll heißen: Eigentlich hatte ich gar keine Chance. Andererseits hatte ich in meinem Erwachsenenleben zwischen 80 und 117 Kilo so viele Gewichtsstufen durchlaufen, rauf wie runter – wo zum Geier lag also eigentlich mein »Set Point«?

Ich werde Ildikó mal um Rat fragen, wenn ich sie hier in der Gegend treffe.

Kapitel 12

Der bewegte Mann

Tag 83: 95,3 Kilo

Hach, wie schön. Endlich wieder Leibesübungen. Gute fünf Wochen musste ich aussetzen, aber jetzt kämpfte ich mich zurück in die Welt der bewegten Männer. Langsam natürlich, und extrem vorsichtig; ich hatte meine Lektion gelernt.

Am Anfang war das Wasser. Knapp 300 Meter von meiner Haustür entfernt liegt das Holthusenbad, ein schönes Jahrhundertwendebad (ich meine die Jahrhundertwende vom 19. zum 20.) mit einer herrlichen Therme und einem überschaubaren, aber irgendwie ganz entzückenden Außenbereich. Dort ging ich alle zwei Tage hin, manchmal waren Angela und Steffi schon vor mir da; Kolleginnen, die beide innerhalb weniger Monate Kinder bekommen hatten und jetzt ihre Elternzeit im Schwimmbad vertrödelten. Einmal war ihre Freundin Birgit mitgekommen. Die erzählte, dass sie vor einem halben Jahr einen Bandscheibenvorfall gehabt hatte, »auch mit taubem Bein«. Ich freute mich. Nicht über ihr gefühlloses Bein, sondern über eine Referenzgröße in meiner Nähe. Wenn zwei sich begegnen und das gleiche Leiden teilen, werden sie sofort zur Selbsthilfegruppe.

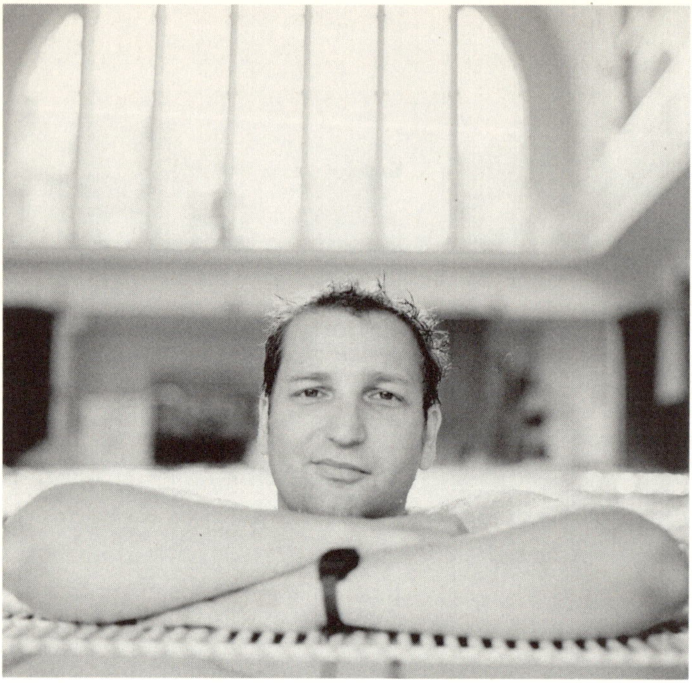

»Und«, fragte ich, »wann hat das aufgehört mit der Taubheit?«

»Gar nicht«, sagte Birgit und piekste sich fest in ihren Schenkel.

»Oh«, sagte ich.

Immerhin: Tat mir gut, ab und zu vorsichtig ein paar Bahnen zu schwimmen. Und noch besser, mich in der warmen Suppe des Thermalbeckens treiben zu lassen; langsam wurde es einigermaßen normal mit dem Rücken. Ab und zu legte mir Steffi ihr Baby auf den Bauch und rief: »Guck mal, Lucie, was ist der Stephan bloß für ein tolles Floß«.

Oh ja, das war ich, ohne jeden Zweifel. Ein Floß, das in der Mitte einen mächtigen Hügel vorweisen konnte. Hatte nicht jeder. So von Nutzen für die Gesellschaft war ich schon etliche Wochen nicht mehr gewesen.

Der nächste Schritt. Langsam fuhr ich mit dem Fahrrad in den Verlag, mal nach dem Rechten schauen, 6,7 Kilometer hin und nochmal soviel zurück. Spätestens danach war mir klar: Ein Großteil der sechs Kilos, die in diesem für mich total vergeigten Juli über die Wupper gegangen waren, bestand aus purer Muskelmasse, die jetzt spürbar fehlte. Dass ich noch ziemlich wackelig auf den Beinen war, war 1. ein neues, ungutes Gefühl für mich und 2. nicht besonders fair. Da strampelte man sich monatelang ab, um die Muskeln aufzubauen, und in Nullkommanix verschwanden sie wieder, bloß weil man mal ein paar Wochen nutzlos herumgelegen war. Das war kein vernünftiges Verhältnis von Aufwand und Ertrag.

Eigentlich wäre jetzt mal wieder das Fitnessstudio dran gewesen. Leichtes Gerätetraining mit geringem Gewicht, eine halbe Stunde entspannt auf dem Crosstrainer… Allein: Ich traute mich nicht.

»Wie, du traust dich nicht?«, fragte Andrea verständnislos. »Dein Rücken tut kaum noch weh, du bist nicht mehr eingeschränkt in deinen Bewegungen und dein Beitrag wird monatlich abgebucht – wo ist das Problem?«

»Mein Bein ist noch taub.«

»Und? Behindert dich das beim Bewegen?«

Zugegeben: nein. Der Hund lag definitiv woanders begraben. Ich merkte jetzt, dass ich generell ängstlich geworden war bei jeglicher Form der Bewegung. Das war so wie mit der Zunge: Die war in der Regel da, ohne dass man sich ihrer besonders bewusst war. Aber wenn man mal anfing, über die

Zunge nachzudenken, hatte man plötzlich das Gefühl, einen großen Waschlappen im Mund zu haben, der einen beim Atmen und Schlucken behinderte. Alles reine Kopfsache. Das versuchte ich auch meiner Frau zu erklären.

Sie nahm mich in den Arm und drückte mir von schräg unten einen Kuss genau dort hin, wo der Nasenflügel in die Wange übergeht. Fast meine Lieblingsstelle zum Geküsstwerden.

»Du kennst doch Jim Knopf.«

Ich nickte und zog die Augenbrauen fragend in die Höhe.

»Und Herrn Tur Tur, den Scheinriesen?«

Ich überlegte kurz. Dann fiel er mir wieder ein.

»Das ist doch dieser Eremit in der Wüste, der aus der Entfernung wie ein Riese aussieht.«

»Richtig. Und alle haben Angst vor ihm. Aber je näher man ihm kommt, desto kleiner wird er.«

»Gibt es eine Pointe? Warte mal: Ist der am Ende nicht so 'ne Art menschlicher Leuchtturm auf Lummerland? Soll mir das was sagen?«

»Ja, aber das ist doch… Ach, egal. Das ist ein Gleichnis, du Hirni. Riese gleich Angst. Wenn du dich deiner Angst stellst, wird sie kleiner.«

»Aha.«

»Am Ende wird es dir nur gut tun. Irgendwann musst du mal wieder einsteigen. Also pack deine Sachen und verschwinde. Du nervst allmählich.«

Und es tat wirklich gut. Wenn ich an Andrea irgendetwas nicht leiden konnte, dann dass sie meistens recht hatte. Sie war übrigens trotzdem ein bisschen sauer auf mich, als ich vom Sport nach Hause kam, obwohl ich mich meiner Angst gestellt hatte.

»Du Arsch!«, rief sie aus der Küche, ich hatte die Klinke der Haustür noch in der Hand. »Ich spüre jetzt seit drei Stunden schon meine Zunge!«

Mein nächster Sporteinsatz in dieser Woche war ein Fotoshooting für »Stern Gesund Leben« – Torben hatte nicht zuviel versprochen. Tatsächlich sollte ich im Oktober-Heft mit »ein paar anderen« auf das Cover.

Wir fuhren zu einem Feldweg in der Nähe von Bad Oldesloe. Ein ordentlicher Tross, der mit zwei Kleinbussen anreiste: der Fotograf, sein Assistent, eine Stylistin, eine Frau fürs Haar und Makeup und vier Models, ich inklusive – normale Menschen, die alle mehr oder weniger viel abgenommen hatten. Ich war der einzige Mann unter ihnen. Irgendwie die Geschichte meines Lebens.

So um die gefühlte 150 Mal musste ich aus 15 Metern Entfernung rückenunfreundlich über den hoppeligen Feldweg auf die Kamera zujoggen, das Ganze in vier verschiedenen Outfits und mit häufig wechselnden Partnerinnen – so viel war ich zuletzt in meinem letzten Fußballspiel gelaufen. Obwohl: Auch dafür würde ich meine Hand nicht unbedingt ins Feuer legen. Aber auf alle Fälle schlauchte es ordentlich. Und zog sich in die Länge: Gut sechs Stunden liefen wir immer wieder auf die Kamera zu, versuchten dabei natürlich zu lächeln und nicht zu sehr zu schwitzen; von der Makeup-Lady wurden wir immer wieder abgepudert. Sollte ich doch noch eine Tochter bekommen: Die Teilnahme an »Germany's Next Topmodel« untersage ich ihr hiermit schon einmal – jedenfalls solange sie die Füße unter meinen Tisch stellt. Modeln ist stupide und macht wahnsinnig müde.

Da lobte ich mir meine anderen Aktivitäten. Zum Beispiel

die ausgedehnte Trainingseinheit im Schwimmbad meines Vertrauens. Ich hatte tatsächlich meinen Spaß am Schwimmen wiederentdeckt, als ich das menschliche Floß geworden war. Und mittlerweile legte ich wieder sämtliche Wege per Grundsatz mit dem Fahrrad zurück. Alles war aber deutlich mühseliger als vor dieser leidigen Rückengeschichte.

Hatte ich etwas anderes erwartet? Tja, eigentlich schon. Ich war halt auch nur ein Mann, und wir Männer laborieren bekanntlich an dieser eingebauten Von-Null-auf-Hundert-Einstellung. Probleme ignorieren wir ganz gern. Bloß: So funktionierte das nicht immer, das hatte ich mittlerweile auch gemerkt. Schön wäre es gewesen, wenn wieder ein wenig sportliche Routine in mein Leben getreten wäre, so wie beim Essen. Da war der Schalter schon wieder in die richtige Richtung zurückgeschnappt. Aber diesen Routine-Status zu erreichen, könnte in näherer Zukunft schwierig werden – es waren immer noch Ferien, und ich fuhr in den nächsten Tagen in meine Sommerfrische (ein schönes altmodisches Wort). Eine Woche Dänemark mit der Familie. Dort gab es kein Fitnessstudio für mich, aber gerüchteweise hatte ich gehört, dass es dort mietbare Fahrräder gab. Es bestand also Grund zur Hoffnung.

Kapitel 13

Dänemark war stärker

Tag 100: 97,5 Kilo

Ich persönlich war ja schon immer ein großer Freund des Alltags. Nein, wirklich jetzt: Ich stehe auf diesen grauen Nebel des Lebens zwischen Urlaub und Feiertagen, auf die öde Routine eines geregelten Tagesablaufs, die im Allgemeinen hierzulande in etwa so beliebt ist wie George W. Bush im Iran. Ich schätzte sie umso mehr in Zeiten des Abnehmens. Warum? Weil die Gleichförmigkeit der Tage mein Leben strukturierte, das war auch praktisch für die Nahrungsaufnahme. Während der Arbeitswoche aß ich stoisch täglich meist den gleichen Kram: morgens ein Rosinenbrötchen (zweieinhalb Weight Watchers-Punkte), mittags Reis und Gemüse (um die fünf), manchmal auch Kartoffeln und Gemüse (eher drei bis vier), Freitags Fisch (nochmal fünf) plus Obstsalat (null) in der Kantine, abends Brot mit Aufschnitt (bis ich die für mich neu errechneten 28 Tagespunkte erreicht hatte; je leichter ich wurde, desto weniger Punkte standen mir zu), zwischendurch immer wieder Obst. Dazu meine festen Tage in der Muckibude. Passte, wackelte, hatte Luft. Und erzielte im Prinzip die schönsten Ergebnisse.

Bloß: Richtige Arbeitswochen hatte ich in letzter Zeit eher wenige. WM, Fernreisen, Rückenleiden, Schulferien – da war einfach kein Platz mehr für den kleinen, feinen Alltag, der das

Leben so unendlich viel leichter macht. Tja, Ferien: Die waren überhaupt eher suboptimal, um mein Fett wegzubekommen. Das hatte ich schlicht wieder einmal verdrängt, als ich mit dem Kilokillen anfing und einen Zeitplan errechnete, wann ich wie viel abgenommen haben wollte. Aber das war mit den Rückenbeschwerden ja ohnehin egal geworden. Eine Woche Ferien war noch übrig von den sechs, die man Kindern im Sommer zugesteht. Und für die hatte uns Andrea ein Ferienhaus in Dänemark gemietet, in der Nähe von Kopenhagen.

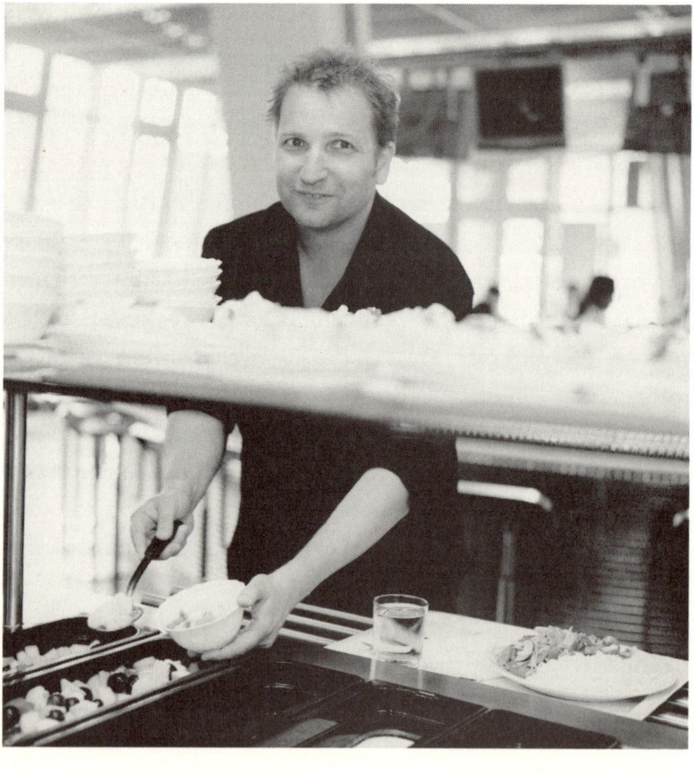

»Die 400 Kilometer mit dem Auto überstehst du ja wohl, oder?«, fragte sie mit gerunzelter Stirn. Sicher war sie sich nicht.

»Hä? Klar. Wieso nicht? Was denkst du denn?«, fragte ich mittelmäßig empört zurück. Sicher war ich mir auch nicht.

Tatsächlich saß ich relativ unentspannt auf dem Rücksitz unseres Toyotas; der Versuch einer Schonhaltung. Ich glaubte, sämtliche Unebenheiten auf den Autobahnen Ostholsteins zwischen den Lendenwirbeln vier und fünf zu spüren. In Wirklichkeit war da nichts. Holsteinische Autobahnen sind meist völlig in Ordnung, mein Rücken war es eigentlich auch wieder, mal abgesehen davon, dass mein Bein immer noch taub war. Reisen findet eben auch im Kopf statt.

Ich machte mir ein wenig Sorgen, was die Versorgungslage durch Lebensmittel anging. Ein Teil meiner körperlichen Beschaffenheit beruhte auf meiner ausgeprägten Aufgeschlossenheit gegenüber der fremdländischen Esskultur. Ich esse gern Neues, oder auch Altes, was ich aber immer nur in dem entsprechenden Land konsumiere. Ein Beispiel? Hm... Nehmen wir... Oreos: Das sind bekanntlich amerikanische Kekse, sehr dunkel mit leckerer Milchcremefüllung. Seit ein paar Jahren gibt es sie auch in Deutschland zu kaufen, aber die kommen mir nicht ins Haus. In Amerika hingegen zimmere ich mir die Dinger packungsweise rein, was bei zwei Überseeaufenthalten in den letzten zehn Jahren nicht so besorgniserregend war. Oder Chips mit Essiggeschmack – in England Hauptbestandteil meiner Nahrung. In Spanien ist es die Paprikawurst Chrorizo, in Portugal Pasteis de Nata. Auch Dänemark war in dieser Beziehung ein gefährliches Pflaster. Sicher war ich wahrscheinlich nur in Usbekistan oder, sagen wir mal, auf Grönland – mit Walfleisch habe ich es nicht so.

Eine Freundin meiner Frau hatte mir noch ein nett gemeintes »Auswärts dickt nicht« mit auf den Weg in das befreundete Ausland gegeben. Offensichtlich eine Volksbinse, die ich noch nicht kannte. Und die rein sachlich natürlich blankester Unsinn war: Es gibt faktisch keinen Grund, warum man auf Reisen oder Einladungen bei entsprechendem Essverhalten nicht zunehmen sollte. Aber ich mochte die Binse. Mehr noch: Ich wollte daran glauben. Wobei ich fest davon ausging, dass dieser Glaube nicht vonnöten sein würde. Ich hatte ja auch gar nicht vor, ernährungstechnisch rückfällig zu werden. Es hat leider nicht geklappt. Schande über mich.

Das ging schon los auf der Fähre von Puttgarden nach Rødby. 45 Minuten dauert die Überfahrt über den Fehmarnsund, und die sind für alle Überfahrenden exakt genormt und gedrittelt: 15 Minuten in der Cafeteria für einen Kaffee und das erste dänische Hotdog des Urlaubs. 15 Minuten dafür, sich auf dem Außendeck ein bisschen Ostseebrise um die blasse Nase wehen zu lassen. Und 15 Minuten im Duty-Free-Shop, der dekorativ und verkehrsgünstig zwischen den Abgängen zu den Parkdecks liegt. Natürlich hielten auch wir uns an diesen Dreisatz. Und erwarben Dinge, die wir daheim nie kaufen würden: Tom entschied sich für ein 30-Zentimeter-Smarties-Rohr, Andrea nahm sich einer Pfundsstange Toblerone an. Ich stieg mit Lakritz ins Auto: Saltpastiller und Hollandse Drops. Da war ein Hauch von Butterfahrt und Kindheit in meinem Leben, super.

Die erste Dose war zur Hälfte geleert, bevor wir die Fähre überhaupt verlassen hatten. Neben dem Wiedererkennungseffekt kam bei mir eindeutig die Maßlosigkeit hinzu.

Das war schon immer ein fester Bestandteil meiner Persönlichkeit gewesen, den ich nicht verstanden habe: Wo war meine eingebaute Bremse versteckt? Wo die Vernunftzentrale, die der

Hand und dem Mund signalisierte, dass jetzt mal gut war, weil der Bauch mehr als genug hatte? Eine Handvoll Chips war bei mir sinnlos. Entweder die ganze Tüte. Oder gar keine. Mein Regulativ war dauerhaft beschädigt, die Garantie längst abgelaufen; bloß in Zeiten der Abnahme schien es mir notdürftig geflickt zu sein. Und dann ging alles. Ich weiß, ich konnte es.

Aber wer zum Geier knabbert bescheiden an seinem Rosinenbrötchen, wenn an jeder Ecke landesübliche exotische Leckereien locken? Und Dänemark ist voll davon. Ich rede hier von Hotdogs, von ballaststofffreiem Franskebröd, von gesalzener Butter und Danbo-Käse, von Joghurt im Literpack und diesen fiesen kleinen Blätterteigkuchen, die wehrlose Touristen in der Bäckerei aus heiterem Himmel anfallen. Außerdem war meine ansonsten einigermaßen suchtfreie (und zudem idealgewichtige) Ehefrau diesen typisch skandinavischen Lakritzstangen verfallen – die entsprechen etwa dem, was in den »Haribo Konfekt«-Tüten lauert, nur in verdammt langer Ausführung. Sie hat das Zeug zentnerweise in unser bezauberndes Ferienhaus geschleppt. Und beileibe nicht allein gegessen.

Wir wohnten in Sletten Havn, direkt am Öresund. Das Haus war ein Traum: Eine uralte, schnuckelige Reetdachkate, man konnte auf Liegen im Garten herumlungern und dem regen Schiffsverkehr zuschauen; auf der anderen Seite lag Schweden in Sichtweite. Schön war auch, dass wir in keiner Touristensiedlung wohnten: Unser Haus lag in einem Kopenhagener Villenvorort, wo es außer uns keine Feriengäste gab, sondern bloß wohlhabende Eingeborene. Das war allerdings auch unser Fluch – ich hätte dem großen Fressen gern etwas entgegengesetzt. Sport nämlich. Fahrräder wollten wir uns mieten und ambitionierte Touren durch das nördliche Seeland machen. Der Haken war bloß: Es gab keine zu mieten. Denn der

Kopenhagener Nobelvorortsdäne hatte keinen Fahrradverleih nötig, der hatte Eigentum. Also schwimmen? Hm, ging auch nicht so recht. Zuerst lauerten Blaualgen in der lauen Ostsee, und als die sich dann verzogen hatten, stellte ich fest, dass der Öresund mir 250 Meter weit vom Ufer entfernt gerade mal in den Bauchnabel schwappte. Ich drehte um und watete zurück zum Strand.

Das klingt alles nach Ausrede. Aber so war es nicht. Dänemark war diesmal einfach stärker.

Das habe ich dann schnell eingesehen. Kein größeres Wunder also, dass ich schnell wieder auf über 97 Kilo gekommen war. Ich würde ja gern behaupten, dass der Geist willig war, aber das wäre gelogen. Willige Geister gibt es nicht im Urlaub, jedenfalls nicht in meiner Welt. Einmal hatte es funktioniert, da hatten wir vor ein paar Jahren eine Ferienwohnung in Portugal gemietet. Andrea hatte persönlich für uns nach Weight Watchers-Regularien gekocht – ich habe das Land nach 14 Tagen mit drei Kilo weniger Ballast verlassen. Aber ansonsten gilt das Wort meiner Mutter. Die hatte mir schon früh beigebracht, dass es in den Ferien streng verboten ist, sich Dinge zu entsagen. Sie ging übrigens seit mehreren Jahren regelmäßig zu den Weight Watchers. Das hatte sie jetzt davon.

Und ich? Ich hatte eine wirklich nette Zeit in Dänemark. Aber die war jetzt vorbei. Ich war voller Mut und Tatendrang. In Hamburg begann der erste Schultag. Die Ferien waren Geschichte. Meine Zeit war gekommen.

Kapitel 14

Das sieht gut aus

Tag 111: 98,2 Kilo

Am Anfang haben sie noch geschwiegen, die Frauen. Ziemlich genau bis zur – ich scheue das Wort nicht – magischen 100-Kilo-Grenze. In meinem Fall handelte es sich dabei um eine wundersame, unsichtbare Trennlinie: Als ich mit meinem Körpergewicht noch darüber lag, hatte niemand auch nur im Ansatz eine Veränderung an mir registriert. Im Gegenteil.

»Du schreibst doch jetzt diesen Diät-Blog«, sagte eine Kollegin zu mir. »Wann fängst du denn an mit dem Abnehmen?« Zu diesem Zeitpunkt hatte ich schon neuneinhalb Kilo runter. Nach weiteren drei Kilos aber – die Waage zeigte schwarz auf grau »98.2« im LED-Display an – hagelte es plötzlich Komplimente, und zwar von allen Seiten.

»Mensch, bist du dünn geworden.«

»Man sieht dich ja kaum noch.«

»Jetzt reicht's aber langsam.«

»Voll der Strich in der Landschaft, der Stephan…«

So was sagten übrigens nur Frauen.

Männer fragten: »Ey, abgenommen?«

Ich: »Ja.«

Männer: »Aha.«

Damit war aus Männersicht alles gesagt. Und offen gestanden: Ich redete auch nicht besonders gern mit Männern über Gewichtsverlust. Weil Dicksein ein Problem sein kann, und über Probleme sprechen wir Männer nicht mit demselben Enthusiasmus wie Frauen. Jedenfalls nicht mit einem gleichgeschlechtlichen Gegenüber.

Ach, da eigentlich lieber gar nicht. Ein Problem zu haben ist das eine, darüber zu sprechen etwas ganz anderes. Männer verstehen das als ein Eingeständnis einer Schwäche. Ich hatte in meinem Leben mit Jungs schon viele gute Kneipengespräche der relativ offenen Art. Keiner von denen hatte nach eigenen Angaben je Erektionsprobleme und weniger als zweimal die Woche Sex. Von Frauen, die ich weniger gut kannte, hatte ich ganz andere Geschichten gehört: Dass Paare ein halbes Jahr und länger nicht miteinander schliefen, und dass es im Bett beileibe nicht immer klappte, und dass es überhaupt knarzte an allen Ecken und Enden der Beziehung...

Ich war schon immer fasziniert gewesen von der unterschiedlichen Wahrnehmung von ein und demselben Sachverhalt. Vielleicht lag die Wahrheit von allem ja irgendwo in der Mitte, dort, wo sich die weibliche und die männliche Sicht der Dinge zu einer schnuckeligen Schnittmenge vereinten.

Wie auch immer: Ein »Strich in der Landschaft« war ich nie, werde ich nie sein, und jetzt war ich es schon mal gar nicht. Aber ich wusste durchaus zu schätzen, was die Frauen in meiner Umgebung mir damit signalisieren wollten: Wir registrieren, dass du etwas tust. Honorieren, dass du an dir arbeitest. Und wissen, wie schwer das sein kann. Weiter so!

Und ich? Ich wehrte pro forma ab.

»Ach komm, das bisschen«, sagte ich der einen und »Na, da ist schon noch ordentlich Bauch vorhanden« einer anderen –

aber eigentlich fand ich mich gerade selbst nicht so übel. Die Komplimente weichten meine Eigenwahrnehmung nicht unerheblich auf. Wir Dicken hatten schließlich Übung darin, uns selbst zu bescheißen und unseren wahren Zustand zu beschönigen; das verlernte man auch nicht in Phasen akuter Gewichtsreduktion. Insgeheim war ich also doch stolz wie Bolle und grinste ein bisschen vor mich hin.

Letzte Woche hatte ich in der Fußgängerzone in Hamburg-Altona zu tun. Ich trug ein Hemd, das mir Andrea geschenkt hatte; allein das war ein Zeichen dafür, dass die Dinge in der letzten Zeit wesentlich besser geworden waren. Meine Frau schenkte mir nämlich nur Kleidungsstücke in einer Größe, in der sie mich akzeptabel fand. Seit ein paar Wochen passte mir so ein Hemd wieder.

Ich traf Corinna an jenem Nachmittag, sie kam gerade aus dem Bio-Laden. Wie lange hatte ich die jetzt nicht gesehen? Zwei Jahre? Oder drei? Wir begrüßten uns recht herzlich, schließlich hatten wir früher viel und gern miteinander zu tun, unsere Kinder gingen zusammen in denselben Kinderladen, eine Elterninitiative, da sah man einander häufiger. Und Karla war auch dabei, ihre Tochter, mittlerweile 13 wie mein Tom, die beiden waren früher richtig dicke Tinte und wollten sogar heiraten. Aber da waren sie gerade mal vier. In diesem Punkt hatte ich in letzter Zeit nicht mehr viel gehört von den beiden.

Corinna sagte: »Du siehst übrigens richtig gut aus«. Zur optischen Untermalung dieser These schob sie die Unter- über die Oberlippe, kniff das linke Auge leicht zusammen und nickte beifällig. Karla sagte, sie fände das auch, aber total jetzt. Das fand ich sehr nett, von 13-Jährigen hört man in der Regel ja nicht viel Vernünftiges, ich hatte da meine Erfahrungswerte. In diesem Moment kam zufällig Steffi vorbei, jene Kollegin in

Elternzeit und im Babyschwimmfieber, die in der Gegend wohnte. Sie legte mir fröhlich den Arm um die Schultern und fügte ein »Ja, richtig schnuffig sieht er aus, unser Stephan« hinzu. Steffis Mutter, zu Besuch aus Tauberbischofsheim, stand direkt daneben und fühlte sich offensichtlich unter Druck, jetzt auch etwas Nettes sagen zu müssen. Sie deutete auf meinen Bauch und sagte: »Das Hemd, das ist auch sehr schick. Passt wirklich gut zu Ihnen.«

So ging es weiter, eine bizarre Weile, in der vier blonde Frauen aus drei verschiedenen Generationen um mich herum standen und mein Erscheinungsbild lobten.

»Du bist so braun, steht dir echt klasse. Urlaub gehabt?«

»Und dein Gesicht! Viel schmaler, da sieht man die Konturen viel besser!«

»Der Sport bekommt dir wirklich gut.«

Ich war ganz froh, dass Steffis Baby im Kinderwagen friedlich vor sich hinratzte. Wahrscheinlich hätte Lucie ansonsten ihre ersten Worte deutlich vorgezogen, um ebenfalls ein Kompliment über meinen verkleinerten Bauch zu machen. Den kannte sie schließlich noch, aus meiner Zeit als menschliches Floß.

Ach, das ging schon alles runter wie Öl. Ich lud die Damen zum Kaffee ein. Viermal Apfelstreusel, bitte. Nein danke, für mich nur Cappuccino mit Halbfettmilch.

Es war richtig nett. So ein bisschen Bauchpinselei tut der Seele ja auch mal ganz gut. Aber keine Angst: Ich drehte jetzt nicht völlig durch. Das alles war ja auch eine Frage der Relation, und zu dem damaligen Zeitpunkt war ich relativ gesehen schon bedeutend attraktiver als vor dreieinhalb Monaten. Seither waren ja auch gut 13 Kilo verschwunden. Aber ich wusste, dass ich absolut gesehen nicht wirklich toll aussah. Brad Pitt sah toll aus, der kanadische Milchaufschäumer in meinem Coffeeshop, den die Hälfte aller Frauen im Verlag anschmachteten. Und dieser Sänger von Maroon 5, keine Ahnung, wie der hieß. Oder Owen Wilson. Auf den fuhr meine Frau ab.

Ich dagegen sah über 100 Kilo verboten aus, unter 100 nicht so schlimm, unter 90 ganz passabel. Mehr hatte ich einfach nicht zu bieten; man muss seine Grenzen kennen. Aber ich freute mich, dass mir die Frauen in meinem Leben von nun an ein anderes, ein besseres Gefühl gaben als zuvor.

Und das trieb mich wieder alle zwei Tage ins Fitnessstudio. Mittlerweile nahm ich meinen iPod mit, auch auf die superöden Muskelgeräte, denn vor allem an meinen vernachlässigten Muskeln wollte ich arbeiten. Ein paar von denen mussten auch schon wieder zurückgekehrt sein; anders konnte ich es mir nicht erklären, dass schon wieder ein Kilo mehr auf der Waage abzulesen war. Am Essen lag es jedenfalls bestimmt nicht – ich hatte mich wieder ganz gut im Griff, der Teufel auf der Schulter musste gerade im Urlaub sein. Verdient hatte er ihn sich: Der Saukerl hatte sich den Sommer über schwer an mir abgearbeitet.

Und jetzt arbeitete ich an mir. Immer mehr spürte ich: Diese sechs Kilo, die im Sommer einfach so verschwunden waren, fühlten sich nicht richtig an. Eine neue Erkenntnis bereicherte mein Leben: Gewichtsverlust kann sich so oder so anfühlen. Gute Kilos, schlechte Kilos. Die schlechten waren ohne Schweiß gegangen, nicht mal ordentlich ernährt hatte ich mich in dieser Zeit, das am wenigsten. Ich tippte zwar stark auf verschwundene Muskelmasse, aber so ganz konnte ich es mir damals wie heute nicht erklären; es war mir beinahe irgendwie unheimlich. Was war da eigentlich genau von meinen Knochen gewichen?

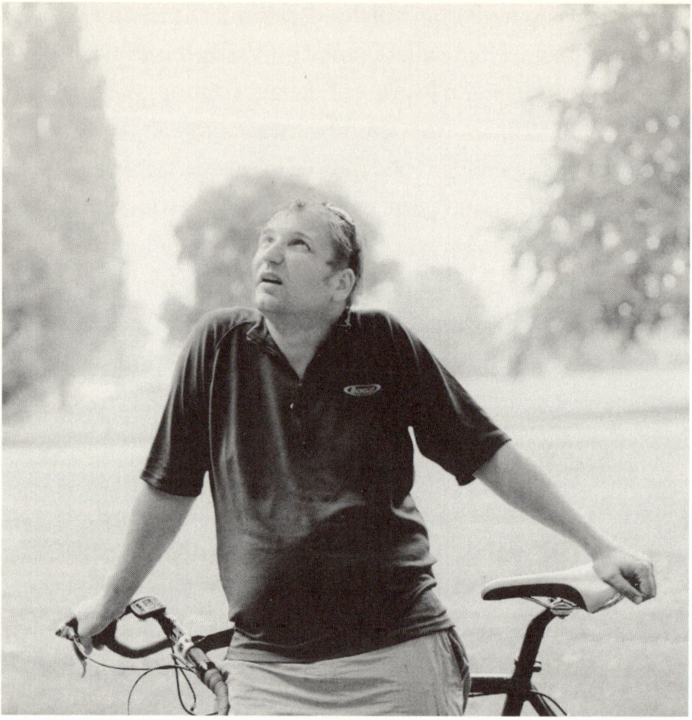

Jetzt war ich zurück in meinem Alltag, und die Kilos feierten ihr Comeback. Nicht alle, unter 100 bin ich diesmal geblieben, zumindest knapp. Nun aber war ich wieder in der Spur: Dreimal in der Woche rannte ich in mein Fitnessstudio, meine Wege in der Stadt bestritt ich mit wehenden Haaren auf dem Fahrrad, immer etwas zu schnell, während mein im Prinzip von mir sehr geschätzter Toyota Corolla Verso an einem Straßenrand in Hamburg-Eppendorf vereinsamte.

Ab und zu ging ich sogar immer noch schwimmen. Ich hatte mir eine Multicard für die Hamburger Schwimmbäder gekauft, mit einem Gesamtguthaben von 75 Euro, die mussten ja irgendwie abgearbeitet werden. Und ich nahm mir fest vor, öfter mal das Rennrad herauszuholen. Im letzten Jahr hatte ich einer Layouterin von der »Gala« solch eine Rennmaschine abgekauft. Ich hatte früher schon ab und zu Rennräder besessen. In meinen frühen 20ern hatte ich für kurze Zeit den Verdacht gehabt, dass dieser Sport für mich eine durchaus sinnstiftende Alternative zu Fußball und Volleyball gewesen wäre – wenn ich nur früher angefangen hätte. Und dieses Teil, das da am schwarzen Brett vor der Kantine hing, war von beeindruckender Schönheit: ein Cube-Renner aus Alu, 24 Gänge, Karbonfelgen, leuchtend blau und silber, dreimal gefahren, Neupreis 1.450 Euro, Verhandlungsbasis 750. Ich verhandele nicht gern und auch nicht gut. Immerhin 50 Euro weniger holte ich noch raus; seither besitze ich das schicke Teil. Im letzten Jahr war ich tatsächlich noch ab und an damit unterwegs. War ja auch sehr schön: die frische Luft, die nette Landschaft im Hamburger Nordosten… Einen Haken hatte diese Rennradgeschichte jedoch: In der Stadt machte das Ganze wenig Sinn, denn vor Ampeln und Kantsteinen kam man hier ja kaum ins Gleiten. Also klappte ich bei meinem Auto die hintere Sitzreihe um, warf das Fahrrad hinein und fuhr Richtung Bargteheide. Ich hatte auch schon andere Gegenden ausprobiert – den Norden mit Hasloh und Bönningstedt zum Beispiel oder das Baumschulgebiet um Pinneberg im Westen –, aber hier war die Gegend von wahrhaft besonderem Liebreiz: sanfte Hügel, possierliche Dörfer und kaum ein Mensch auf der Straße, jedenfalls an einem Vormittag unter der Woche, und wenn ich doch jemanden antraf, dann wurde ich immer mit einem herzlichen »Moin!« begrüßt. Dummerweise war ich auf diese Weise immer drei bis vier Stunden aus der Welt, und das konnte ich mir bei aller selbst gewählter Freiberuflichkeit mit Redaktionsanbindung dann doch nicht leisten.

Der zweite Haken war: Laut meinem Fahrradcomputer und der Pulsuhr stand das Radeln in Aufwand und Ergebnis weit hinter dem Crosstrainer zurück. Eine Stunde auf dem Renner brachte vielleicht 450 Kalorien ein. Auf dem Crosstrainer waren es gleich mal das Doppelte. Seit ich der Kilo-Killer war, hatte ich meinen Boliden nur ein Mal aus dem Keller geholt, den Staub und die Spinnweben abgewischt und war drei Runden um die Alster gefahren, zu schnell für den Radweg, zu langsam für die fünfspurige Hauptstraße. Mit An- und Abfahrt brachte ich es auf 26,5 Kilometer und Reizhusten, ausgelöst von den Abgasen. Und auf ein wenig Scham. Nichts sieht nämlich lächerlicher aus als ein dicker Mann auf dem Fahrrad in Rennklamotten. Ich trug zwar immer noch eine Cargo-Bermuda über meiner hautengen schwarzen Radlerhose, aber oben herum ging nicht viel in Sachen Kaschierung – der Bauch stach repräsentativ in dem weinroten Radtrikot hervor und zog mich stets in Richtung des grazilen Rahmens. Hier wuchs eindeutig zusammen, was nicht zusammengehört.

Schon allein deshalb checkte ich so häufig bei meinem Fitnessstudio ein: Lag verkehrsgünstig auf dem Weg zur Arbeit, man war schnell drin und genauso schnell frisch geduscht wieder draußen. Hier versuchte ich eine erneute Annäherung an die 95-Kilo-Marke, die zwar im Gegensatz zu ihrer großen 100-Kilo-Schwester nicht magisch, aber wenigstens neuralgisch war – ein Ende eines dieser für mich psychologisch so bedeutsamen Fünf-Kilo-Schritte. Und diesmal würde es ehrlicher Gewichtsverlust sein. Pfunde, die ich im Schweiße meines Angesichts auf dem Crosstrainer verbruzzeln würde, Fett, das gegangen wäre, weil ich es nicht mehr mit ungesunden

Lebensmitteln unterfüttert hatte. Diesmal würde ich alles dafür tun, redlich dünner zu werden. Diesmal wollte ich mir das Abnehmen nicht durch irgendeine nervige Verletzung erschleichen.

Und ich freute mich aufrichtig, dass ich endlich mal meine umfangreiche Sammlung an Fußballtrikots gewinnbringend einsetzen konnte. Tatsächlich lagen Dutzende davon in meinem Regal. Ich hatte irgendwann die Tradition eingeführt, meinem Sohn von den spektakuläreren meiner Dienstreisen ein Trikot mitzubringen. Und wo ich schon mal dabei war, fiel für mich meistens gleich auch eines mit ab. Mit denen trainierte ich von nun an. Meine momentanen Favoriten sind das Shirt der irischen Nationalelf in Weiß (Langarm), Paris St. Germain von vor fünf Jahren (blau/rot), Argentinien-Retro mit der 10 und Maradona auf dem Rücken und der AFC Wimbledon, drittes Shirt in weiß mit blau-gelben Streifen. Am liebsten aber trug ich die Trikots des FC St.Pauli, besonders gern das Heimshirt aus der letzten Saison, das war eine Herzensangelegenheit – nicht zuletzt auch, weil ja auch bald das Pokalspiel gegen Bayern München anstand.

Und nach dem Training ging ich duschen. Dort beobachtete ich ein Phänomen, das in den letzten Jahren massiv zugenommen hatte: das Verschwinden des Schamhaars. Handgeschätzte 80 Prozent der Warmduscher dort waren unten herum kahl. Das fand ich extrem erstaunlich. Und brachte mich zu einer Frage, auf die ich für mich keine schlüssige Antwort fand: Warum machten Männer das? Was bewegte selbst die hässlichsten Vögel dazu, ihren Unterleib unterhalb der hängenden Bäuche nach Vorbild der Pornoindustrie zu stylen? Brachte das mehr als einen juckenden, leicht geröteten Piephahn mit entzündlichen Pickeln drum herum? Ich kam nicht hinter das Ge-

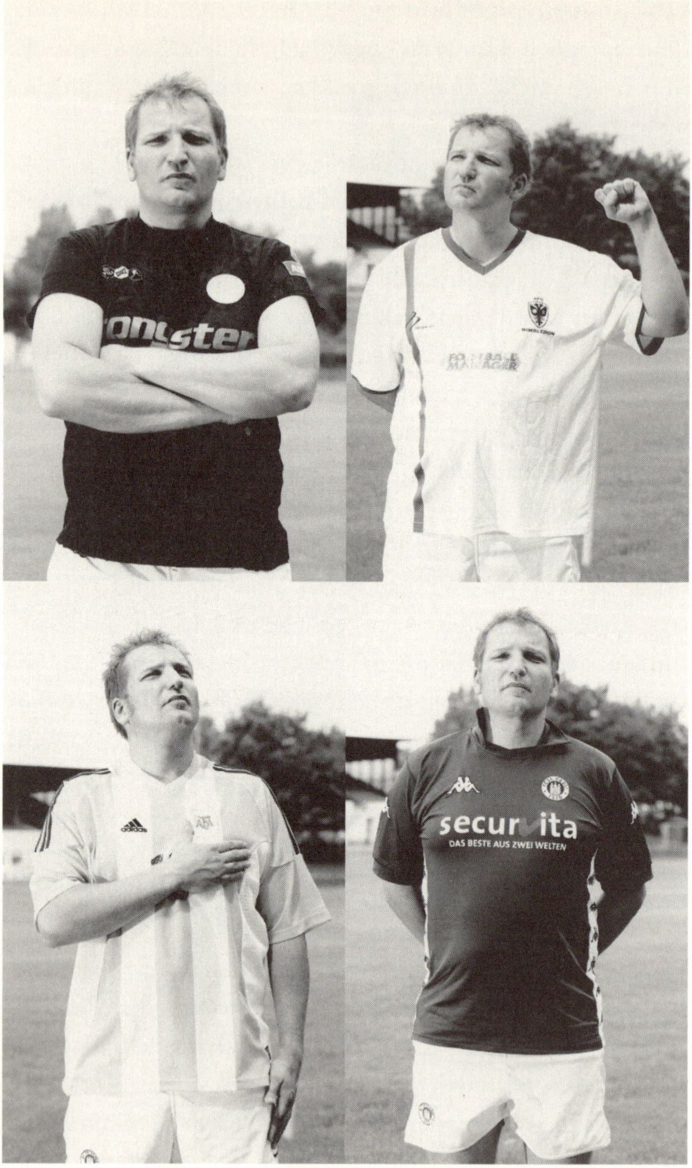
adidas
Kappa
DAS BESTE AUS ZWEI WELTEN

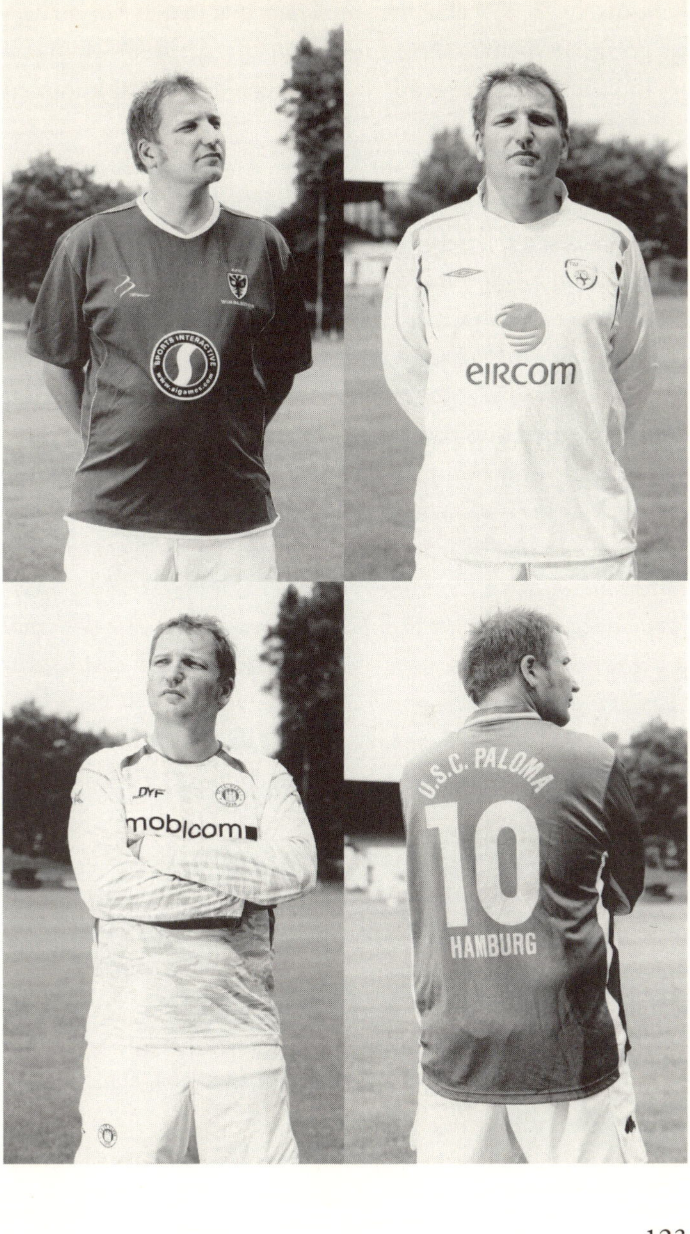
SPORTS INTERACTIVE
www.sigames.com
eircom
DYF
mobilcom
U.S.C. PALOMA
10
HAMBURG

heimnis. Deshalb stellte ich jene Frage mal in den Raum, besser gesagt: in meinen Blog. Die Antworten drehten sich in erster Linie um eine These, auf die man auch selbst hätte kommen können:

»*Mensch, Stephan, weil das Schamhaarrasieren auch dem hässlichsten Vogel noch die wenigstens minimale Chance auf einen Blow-Job beschert – denn welche Frau hat schon gerne das Gefussel im Mund?*«, schrieb User Kazzou.

»*Whooaaa… ich wollte nur mal eben lesen, wie der Stephan es geschafft hat, die Pfunde loszuwerden – aber ich muss Kazzou absolut recht geben ;-))*«, kommentierte Miss Helga als einzige Frau aus dem fernen und prinzipiell körperhaarbefreiten Amerika.

Der User Jupp69 mutmaßte auch erotisch: »*Vielleicht besteht der Sinn des Schamhaarwegrasierens im Nachwachsen desselben: Die Stoppeln sind möglicherweise anregender als Noppen einer Latexhülle oder ein Kaktus – allerdings nicht so gefährlich. Eventuell denken sich das die Schamhaarwegrasierer. Käme doch mal auf einen Versuch an, oder? Oder es liegt wirklich daran, dass (Chauvinistenalarm!!!) die Frauen – wenn sie schon bestreiten, Haare auf den Zähnen zu haben – diese auch nicht zwischen ihnen hängen haben wollen? Das bestätigt dann die Blowjobchancentheorie.*«

Aha. Ich persönlich hatte so meine Zweifel: Würde es meine erotische Anziehungskraft tatsächlich erhöhen, wenn ich mich unten herum rasierte, solange sich darüber diese beeindruckende Bauchkuppel wölbte? Kaum vorstellbar. Aber wie war das eigentlich auf der anderen Seite? Ich hatte im Blog noch gefragt, ob es in den Damenduschen genauso aussah wie bei den Männern. Frauen antworteten darauf leider nicht, die Herren spekulierten wenigstens:

»*Kann ich selbst nicht beurteilen. Einschlägige Suchbegriffe in ebenso einschlägigen Suchmaschinen möchten darauf hindeuten, dass es wohl behaarte Frauen nur noch irgendwo im tiefsten Südwesten Bulgariens und unter vereinzelten Teilen der Inuit-Bevölkerung gibt – bei ersteren, weil Gilette dort nicht hinliefert, und letzteren, weil man ja jedes Härchen zum Wärmen braucht«*, schrieb der User Wuselchen. Zur Blowjob-Theorie trug er mit Empirie bei: *»Das mit den erhöhten Oralverkehr-Chancen kann ich so nicht bestätigen. Eigene Feldversuche aus dem Jahr 1996 haben ergeben, dass man derlei gestaltet eher Spott- denn Lustobjekt wird. Und gerade ältere Generationen neigen beim Anblick intimrasierter Männer eher zu panikartiger Flucht – anscheinend wähnten sich besagte Senioren in die Fänge irgendwelcher Swingerclub-Cliquen geraten zu sein. Blowjobtechnisch war dazumal also eher »tote Hose« angesagt.*

Tja. Hätten wir das also auch geklärt.

Kapitel 15

Frequently Asked Questions

Tag 125: 96,4 Kilo

Nach meiner Beobachtung kommen Menschen in der Regel ganz gut mit ihrer Welt klar, wie sie ist, egal, wie beschissen sie im Detail auch sein mag; das wird dann auch nicht weiter hinterfragt. Wenn sich jedoch etwas verändert, dann wirft das Fragen auf. Das gilt auch für das Abnehmen. Ich hatte meinem Körper nun einmal einen Relaunch verordnet, und ich hätte es gar nicht so schlecht gefunden, wenn das Ganze einigermaßen still und heimlich vonstatten gegangen wäre. Hier ein Kompliment, da ein anerkennender Blick, danke, das reicht dann. Aber so geht das nicht.

Abnehmen ist der beste aller Gesprächsstoffe, besser noch als das Wetter – von einem verregneten Sommertag sind zwar auch alle betroffen, aber keiner kann Einfluss auf das Wetter nehmen. Beim Gewicht ist das anders. Auch hier hat jeder seine eigene Geschichte, hat jeder sein Päckchen zu tragen. Aber jeder hat sein eigenes Rezept, seine ultimative Vorstellung davon, wie richtige Ernährung auszusehen hat. Oder die meisten möchten zumindest wissen, wie andere das so machen. Es standen viele Fragen im Raum; aus jeder Ecke meines Bekanntenkreises, zu denen ich nun auch etwa 12.000 Blogleser pro Woche zählte.

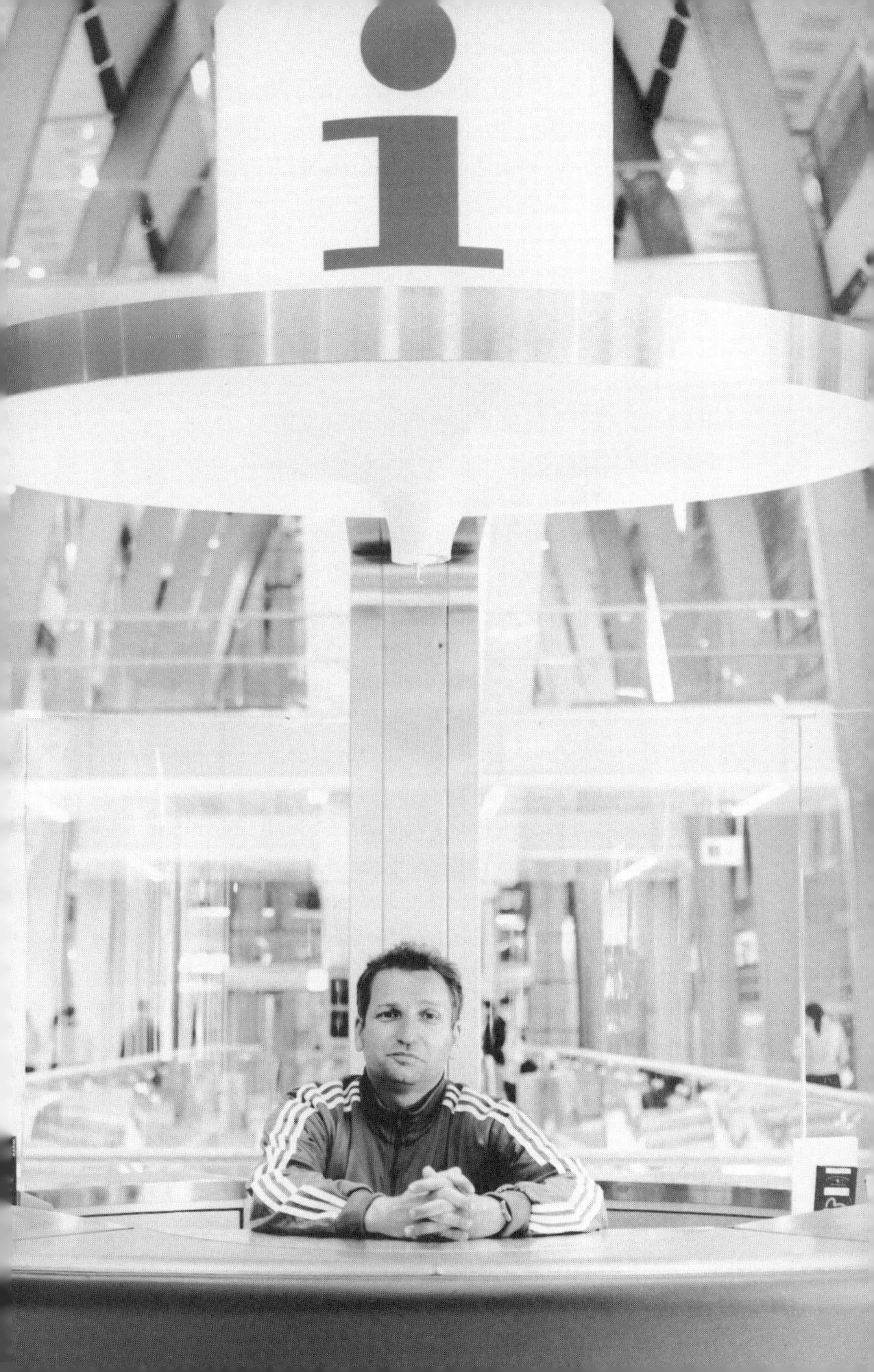

Vor allem die waren Brüder und Schwestern im Geiste, ausgestattet mit ähnlichen Problemen und Mechanismen wie ich. Die meisten hatten von den medizinischen Abläufen im Zweifelsfall deutlich mehr Ahnung als ich.

Trotzdem existierte ein Wissensdurst unter den Menschen, der wahrscheinlich ungleich geringer gewesen wäre, wenn ich einen Oscar gewonnen oder überraschend doch noch für die EM-Qualifikation der deutschen Nationalmannschaft nominiert worden wäre.

Ich fühlte mich beobachtet. Vor allem wurde ich mit Fragen konfrontiert, die ich mir selbst noch nie gestellt hatte, das war auch für mich sehr interessant.

Hier also die Liste der am meisten gestellten Fragen, in umgekehrter Reihenfolge.

11. »Hast du einen Coach oder einen Personal Trainer oder so was?«

Einen Coach? Einen Personal Trainer? Bizarre Frage. War ich Tom Cruise? Konnte ich es mir leisten, einen Menschen zu beschäftigen, der mich persönlich wieder in Form brachte? Nein, ich hatte keinen Coach, mal abgesehen von den Damen und Herren des Instituts für Sportmedizin, die mir ganz ordentliche Vorgaben mit auf den Weg gegeben hatten. In meinem Fitnessstudio konnte man zwar diverse Personal Trainer buchen, die trugen dann auch nicht die rot-schwarzen Einheitsklamotten der Angestellten, sondern grüne Poloshirts. Aber ich fand den Monatsbeitrag schon hoch genug. Und abgesehen davon: Beim Sport wollte ich verdammt nochmal meine Ruhe haben. Da brauchte ich keinen gut gebauten, braungebrannten Hilfsmotivator, der mich

1. ständig an meine Defizite erinnerte und
2. permanent von der Seite anquatschte.

10. »Sind 96 Kilo nicht immer noch ein bisschen viel, gerade für das Schwimmbad und den Strand?«

Absolut. Einerseits. Schließlich lappte mein Hüftspeck über die Badehose, ich trug immer noch einen Bauch mit mir herum, den ich unter anderen Umständen niemals jemandem freiwillig gezeigt hätte. Es gab diesen Moment der Scham am Strand, jedes Mal aufs Neue. Aber andererseits: Er war flüchtig. Nicht nur bei mir, wenn ich mich umsah. Es gab immer und überall dicke Männer in knappen Badehosen, mollige Frauen mit überforderten Bikinis, barbusige Damen jenseits der Menopause im Stringtanga. Strand und Schwimmbad enthemmten die Menschen – nein, eigentlich war es die Sonne, der Sommer, der dafür sorgte, dass nichts mehr intim, nichts mehr peinlich war. Es war, als würde sich das Schamgefühl vom Körper abkoppeln, sobald man in Badeklamotten schlüpfte; ich machte da keine Ausnahme. Und das war gut so. Sich im Sommer nonstop seiner selbst zu schämen – das wäre doch verdammt anstrengend. Womit wir wieder bei der Verdrängung wären. Willkommen in der Welt der Dicken.

9. »Was isst du denn eigentlich den ganzen Tag?«

Rosinenbrötchen, Kartoffeln, Reis, Salat, Brot (trotz der China-Erkenntnisse), einmal pro Woche Fisch, Wurst, Obst als Snacks – an den wirklich guten, komplett gesunden Tagen war das mein Programm, das ich ganz gut durchhielt. Und was ich aß, war in der Regel fettreduziert. Joghurt zum Beispiel, den gab es bei uns nur noch mit 0,1 Prozent Fett. Beim Aufschnitt gekochten Schinken oder Geflügelwurst, mal ein bisschen Käse, natürlich halbfett. Fleisch aß ich kaum noch, außer am Wochenende. Da gab es an einem Tag immer Spaghetti Bolognese, aber die Deluxe-Ausgabe mit reinem Tartar, da war das Fett im Grunde nicht mehr nachweisbar.

Viel interessanter war aber eigentlich die Frage, was ich nicht mehr aß. Chips zum Beispiel, die so lange aktiv an der Gestaltung meiner Figur mitgearbeitet hatten. Wollte ich jetzt mal etwas knabbern, griff ich zu japanischem Reisgebäck, das war auch nicht ohne, aber viel gesünder. Kuchen gab es kaum noch, da musste das Rosinenbrötchen genügen. Und wenn doch, kam irgendwas mit Hefeteig auf den Teller, der ungleich kalorienärmer war als Rühr-, Quarköl-, Brand- und sonstige Teige. Keine Schokoriegel mehr, da gab es Ersatz aus dem Sortiment der Weight Watchers, und die waren sogar richtig lecker.

8. »Und wie belohnst du dich? Tust du dir irgendetwas Gutes, so zwischendurch?«

Puh. Da hatte ich noch gar nicht drüber nachgedacht. Wie auch, das war eine typische Frauenfrage. Weil es typisches Frauendenken war: Auf eine Anstrengung, auf ein Stück geleistete Arbeit, auf emotionale Berg- und Talfahrten muss eine Belohnung folgen. Männer denken so nicht. Männer machen einfach, was getan werden muss. Fertig. Jedenfalls dann, wenn sie sich erst mal dazu durchgerungen haben. Ich ging nach dem Fitnessstudio meistens arbeiten, nach dem Gang auf die Waage auch; das waren ja die beiden Punkte, an denen der Erfolg messbar war. Hätte ich mich für Fortschritte dort belohnen sollen? Und was war im umgekehrten Fall? Bestrafte mich jemand, wenn ich zunahm? Obwohl: Genau genommen war es so, und das hing unmittelbar zusammen mit folgender Frage:

7. »Und, fühlst du dich jetzt anders?«

Ja. Tat ich. Leichter, stärker, fitter, selbstbewusster, das schon. Und vor allem: fokussierter. Ich hatte eine Aufgabe zu erledigen, einen Auftrag, der mich strukturierte. Ich hatte die Regeln meines Lebens, meines Alltags für eine gewisse Zeit neu definiert. Und das fühlte sich… gut an. Es war, als hätte ich vorher ein wenig geschwommen, als wäre ich ohne Struktur durch mein Leben geglitten. Übrigens auch weniger sicher. Mein früheres Selbstbewusstsein war kleiner, das wusste ich sicher. Und dass es jetzt nicht mehr so war, empfand ich – siehe Frage 8 – als Belohnung.

6. »Nimmst du irgendwelche Medikamente?«

So ist also die Welt. Kaum hatte man mal ein paar bescheidene Momente des Erfolgs vorzuweisen, schon kamen böse Gerüchte auf: Doping. Klar, man musste die Sache realistisch sehen. Es gab genug Zeug auf dem Markt, ausreichend Hilfsmittel und Stimulanzien, die das Hochleistungs-Abnehmen angeblich beschleunigen, Reductil, Xenical, Matricur und wie das ganze Zeug so hieß. Und Typen wie Harry Wijnvoord haben das Abnehmen durch das aggressive Promoten von Nahrungsmittelergänzungen und Essen auf Chemiebasis in Misskredit gebracht, keine Frage. Aber es geht auch anders. Hiermit stelle ich öffentlich klar: Ich habe nie gedopt. Ich war immer ein Verfechter des sauberen Abnehmsports, chemische Hilfsmittel kamen für mich nie in Frage. Im Gegenteil: Sie waren mir unheimlich.

5. »Und wie viel soll noch runter?«

Na ja, ich hatte ja eigentlich ein klar definiertes Ziel: 92 Kilo sollten es werden, mein Hochzeitsgewicht. Diese Ansage war offiziell und durch den Blog ohnehin in der Welt. Aber insgeheim linste ich ab und zu unter diese Zahl. Eine 8 vorne stehen zu haben, damit liebäugelte ich betriebsintern. Einmal war beim Sport der Spind mit der Nummer 97 belegt. Ich blickte nach links. Es waren einige Spinde in dieser Reihe frei, aber die

88 ganz am Ende war der einzige, der sperrangelweit offen stand. Irgendwie zog er mich magisch an. Ich hängte meine Jeans hinein und nickte leise vor mich hin. 88 also. Später kam ich aus der Dusche, das Handtuch um die Hüften, setzte mich auf die Bank und starrte auf die zwei Achten. Sollte ich das hier offiziell als mein neues Ziel bekannt geben? War ich schon so weit? Nein, dachte ich, das kam zu früh. Aber ich fasste einen anderen Beschluss: Von nun an würde die 88 mein Spind sein. Ab sofort wollte ich nicht mehr meinen Ist-Zustand anzeigen. Sondern meine Vision.

4. »Was verbindest du mit deinem neuen Körpergefühl?«

Größe. Definitiv. Vielleicht, weil ich nicht mehr das Gefühl hatte, mich unnötig klein machen zu müssen. Diese typische Dickenhaltung: Kopf einziehen, Schultern rund machen, sich verstecken wollen – das brauchte ich einfach nicht mehr. Ich fühlte mich... aufrechter! Ja, das war es. Es war mehr Spannung im Körper. Und ich hatte das Gefühl, ich könnte auch bei Bedarf mal den Bauch uneingezogen lassen. Zusammengefasst: Ich war ein Stück gewachsen durch die ganze Abnehmerei.

3. »Boah, ey, voll super, dass du das so durchhältst.«

Im engeren Sinne war das keine Frage, schon klar. Eine Antwort verdiente das Ganze trotzdem. Zum Beispiel: Geht schon. Abnehmen bekommt man irgendwie hin. Viel bemerkenswerter fand ich, dass ich es durchgehalten hatte, so lange dick zu sein. Die Blicke auszuhalten, die mir auf den Bauch brannten. Das meist stumme und manchmal nicht so stumme Leiden meiner Frau, die mich zwar wollte, aber nicht so umfangreich. Den Selbsthass, wenn ich nachts um zwei wieder eine Tüte Chips aus der Abstellkammer holte, obwohl ich mir auf den circa zwölf Metern vom Bett zur Speisekammer mindestens zwölf Mal »Lass es, das brauchst du nicht, es macht dich bloß unglücklich« gesagt hatte. Aber ich wollte ja nicht auf mich hören. Ich staunte darüber, dass ich es wirklich geschafft hatte, mein Dicksein so lange so massiv zu ignorieren und nicht dagegen anzukämpfen. Jeder, der dick ist und daran nicht zerbricht oder zum Arsch wird, verdient Respekt.

2. »Ist das schwer?«

Ja. Nein. Vielleicht. Das hing halt auch extrem von der Tagesform ab. An manchen Tagen ging gar nichts. Da war der Sport eine Qual, der Magen hing dauerhaft in den Kniekehlen, ich stand hungrig vom Mittagessen auf, trug mein Tablett zum Geschirrband und guckte mit einem Grimmen im Bauch auf die Teller der anderen, auf denen ein Bauernfrühstück oder das gute Kantinenrisotto lag. Ich war den Tag über genervt und dachte bloß an Essen, Essen, Essen!

Und dann waren da die anderen Tage, an denen alles gut lief. An denen ich Kartoffeln am Rand liegen ließ, weil ich meine Portion nicht schaffte – und das nach 65 Minuten Crosstrainer plus Muskelaufbau. Diese Tage waren in der Mehrzahl. So gesehen: Eher nein. Eigentlich fand ich Abnehmen noch nie besonders schwer. Die eigentliche Arbeit war, überhaupt damit anzufangen.

1. »Was sagt deine Frau dazu?«

Das war tatsächlich die meistgestellte Frage und scheinbar um Längen interessanter als das, was ich dazu zu sagen hatte. Tatsächlich sagte sie nicht viel. Nicht mehr. Das lag an der Geschichte, die uns beide verband. Damals waren wir 15 Jahre zusammen. In 14 davon spielte mein Gewicht eine beziehungsbestimmende Rolle. Dann war sie damit durch, meine körperliche Beschaffenheit groß zu kommentieren. Jahrelang hatte sie mit allen Mitteln versucht, mich zum Maßhalten und Abnehmen zu bewegen: Mit tiefenpsychologischen Gesprächen über die Ursachen meines Essverhaltens, mit Mahnungen, Belohnungen, mit Ernährungsratgebern, die sie ins Haus schleppte, sie war mit mir Joggen gewesen, hatte Weight Watchers-Kochbücher gekauft und nach ihnen gekocht – und ist mit all dem nicht so recht zu mir durchgedrungen. Irgendwann hat sie still kapituliert. Sie registrierte durchaus, wenn ich mal wieder dünner wurde. Aber dieses ewige Hin und Her ging ihr mittlerweile massiv auf die Nerven, deshalb hörte ich bei meinem letzten Versuch nicht viel Zuspruch und Aufmunterung, anders als von meinen Freunden und Kollegen.

»Einen Orden bekommst du von mir erst, wenn du ein Jahr am Stück unter 95 bleibst«, sagte sie einmal. »Das ist die eigentliche Herausforderung. Abnehmen kann schließlich jeder.«

Das war okay für mich. Zumal sie ihre Anerkennung im Zweifelsfall nonverbal zeigte. Sie probierte zum Beispiel aus, ob sie tatsächlich wieder mit beiden Armen so um meinen Bauch fassen konnte, dass sich ihre Hände hinter dem Rücken berühren konnten. Und sie hatte neuerdings ein Foto von mir aus unserem Dänemarkurlaub auf dem Schreibtisch stehen. Womit mal wieder die alte Weisheit bewiesen wäre, dass ein Bild mehr sagt als 1000 Worte. Schließlich hat es bei mir auch ein Urlaubsfoto gebraucht, um mich überhaupt zum Abnehmen zu bewegen.

Für mich ganz oben auf der Liste der ungestellten Fragen:

»Warum nimmst du eigentlich ab?«

Ich wirkte vorher nicht wirklich unglücklich, glaubte ich: Mein Job war toll, meine Familie auch, ich war fröhlich, ausgeglichen und entsprach dem Schönheitsideal des 16. Jahrhunderts. Niemand hatte mich für depressiv oder problembeladen gehalten – meine Probleme, mein Leiden hatte ich innerlich verhandelt, nicht sichtbar für die Welt außerhalb meiner Familie. Und trotzdem hatte ich etwas verändert. Aber das hatte niemand in Frage gestellt. Keiner hat mir Vorwürfe gemacht, mich davon abgehalten, mich gebeten, so zu bleiben, wie ich bin…

So viel zur Akzeptanz von Dicken in unserer Gesellschaft.

Kapitel 16

Ein Bauch wehrt sich

Tag 149: 96,9 Kilo

Der Einkaufswagen war voll, ich bog in den Gang mit dem Klopapier ein, legte eine Packung zur Milch, zum fettarmen Aufschnitt, zur Ananas und dem anderen Kram, den man als Kilo-Killer am späten Freitag Nachmittag gemeinhin für das Wochenende besorgt. Vom Klopapier aus nahm ich den Weg zur Kasse. Dabei musste ich vorbei an den Druckerzeugnissen, und da sah ich – mich. Vielmehr: das Cover vom neuen »Stern Gesund Leben« mit mir als Model. Torben hatte mir schon eines der Andruckexemplare gegeben, aber in freier Wildbahn sah ich das hier zum ersten Mal. Das Gefühl war – ich musste überlegen – surreal. Surreal, aber schön. Das hatte Hugh Grant zu Julia Roberts in »Notting Hill« gesagt, den Satz habe ich mir irgendwie gemerkt.

Ich drehte mich um. Andrea stand ein Stück von mir entfernt bei den Wattestäbchen. Ich winkte sie heran, das hier betraf schließlich auch sie. Denn nicht nur ich war auf dem Cover leicht unscharf im Hintergrund heranjoggend zu sehen, sondern auch eine Frau im Vordergrund, die leicht nach vorne gebeugt den Betrachter anstrahlte. Meine Frau. Und das kam so:

Die Redaktion hatte sich im letzten Moment gegen eines der

Bilder von unserem Shooting auf dem Feldweg entschieden. Was genau das Problem war, hatte ich nie so richtig verstanden, aber solche Dinge passieren im Journalismus ständig. Fakt war: Das Cover sollte neu produziert werden, wieder mit mir. Das allerdings sagte man mir an einem Freitag. Und bis Montag musste alles fertig sein. Bloß: Ich alleine auf dem Cover, das ginge nicht; eine Frau müsste schon mit drauf. Aber woher in der Eile nehmen? Schließlich fragte Torben: »Wie sieht eigentlich deine Frau aus?«

Ich zeigte ihm ein Foto.

»Okay«, sagte er. »Nehmen wir.«

So schaffte es meine Frau zu ihrer eigenen Verblüffung auf das Deckblatt einer populären deutschen Gesundheitszeitschrift aus dem Hause Gruner + Jahr.

Einmal im Jahr veranstaltet die Betriebssportabteilung dieses Verlags übrigens ein großes Fußballturnier. Ich spielte schon immer für das Team der »Brigitte«, mehr noch: Ich war so eine Art Teamchef und Mannschaftskapitän in Personalunion, was vor allem daran lag, dass beim Fußball keiner bei der »Brigitte« in den Punkten Enthusiasmus und Know-how an mich heranreichte. Wir hatten immer ganz gut abgeschnitten in den Jahren zuvor: zweimal Dritter, zweimal Vierter, und das bei zehn bis zwölf Mannschaften – doch, da waren bei uns schon einige talentierte Kicker am Start. Leider wurde die Personaldecke in letzter Zeit immer dünner, wir wurden alle nicht jünger; im vergangenen Jahr hatten wir uns gar nicht erst angemeldet. Dieses Mal schon. Meinen Sohn hatte ich rekrutiert, der war zwar erst dreizehn, aber inzwischen fast so groß wie ich und ein überragender C-Jugend-Torwart. Sogar eine Frau war mit unserer Kolumnistin Julia inzwischen an Bord, wie es sich für ein »Brigitte«-Team gehörte. Ich stand um kurz vor neun an einem herrlichen Septembersamstag auf einem noch herrlicheren Rasenplatz; so einen Untergrund war ich als jahrzehntelanger Aschenplatzspieler gar nicht gewohnt. Wir machten uns warm, kickten den Ball hin und her, er gewann an Tempo auf dem taunassen Gras. Seit Shanghai war das mein erster richtiger Kick. Und wie lange hatte ich eigentlich nicht mehr unter Wettbewerbsbedingungen gespielt? Ich dachte nach. Das war… richtig, mein letztes Spiel war für Paloma, sechzehn Monate her. Und plötzlich fiel mir wieder eine Szene aus diesem Spiel ein, die ich bislang total verdrängt hatte. Bei dem Gedanken daran bekam ich plötzlich eine unangenehme Gänsehaut.

Bei meinem Abschiedsspiel hatte ich ungefähr hundert Kilo auf den Rippen. Ordentlich gespielt habe ich trotzdem. Es stand 2:2 gegen den hochfavorisierten Duvenstedter SV. Nur noch zwei Minuten zu spielen, ein anständiges Ergebnis, das gehalten werden wollte, damit konnte ich ruhigen Gewissens in den fußballerischen Ruhestand gehen. Ein weitaus jüngerer und deutlich schnellerer Gegenspieler wollte an der linken Seitenlinie an mir vorbeikommen. Ich schickte ihn mit einem taktischen Foul in den Matsch an diesem nasskalten Junitag: ein kleiner schmerzfreier Check mit der Schulter, keine große Sache eigentlich. Aber das Ganze fand direkt vor der Duvenstedter Auswechselbank statt, was dort plötzlich blanken Volkszorn auslöste. Ein Reservist stürmte auf mich zu.

»Mann, du Penner! Du fette Sau«, schrie er. »Wenn du mit deiner Wampe nicht mehr laufen kannst, dann geh doch nach Hause!«

Ich war wie vom Donner gerührt. Er stand direkt vor mir, seine Nasenspitze berührte fast meine, sein Kopf war hochrot. Er legte nach.

»Echt, ey, so Typen wie dich will ich auf dem Fußballplatz nicht mehr sehen!«

Es hätte eine Latte von guten Rückbeleidigungsansätzen gegeben: Der Idiot war Solarium gebräunt, seine Haare blond gefärbt und streng nach hinten gegelt. Zuvor war er mitten im traditionellen Arbeiterstadtteil Barmbek-Süd mit einem Prollporsche vorgefahren und hatte nicht eine Sekunde gespielt, während ich mir 88 Minuten lang mit demolierten Knorpeln den Arsch aufgerissen und sogar ein ansehnliches Abschiedstor geschossen hatte. Aber anstatt den Typen standesgemäß anzupöbeln oder ihm zumindest eins auf die zwölf zu geben (Zidane hat das ein Jahr später in seinem letzten Spiel schließlich auch vorbildlich durchgezogen), stand ich nur verschmutzt und triefendnass da und starrte ihn betroffen an. Am meisten wurmte mich in diesem Moment, dass ich in zwei Minuten genau das machen würde: nach Hause gehen und nie mehr Fußball spielen. Und indirekt sogar wegen meines Übergewichts, weil es meine Knie auf dem Gewissen hatte. Für ein paar Sekunden war ich wild entschlossen, noch ein Jahr dranzuhängen, nur damit diese Arschgeige, dieser Auswechselwarmduscher, nicht Recht behalten würde.

Hat er aber. Ich habe mich einfach nur umgedreht und bin gegangen. Und mir stattdessen anderthalb Jahre später erst bei diesem Verlagsturnier wieder ein Trikot übergestreift, um Punkte einzufahren. Ich gewinne wirklich sehr gern beim Sport, aber diesmal sah ich die Sache ein wenig entspannter. Ich hatte das Turnier, mit der Rekordteilnehmerzahl von 16 Mannschaften, gedanklich einfach in mein Sportprogramm integriert – als schöne Abwechslung zur Crosstrainerödnis.

Dafür lief es allerdings mehr als anständig: Die ersten drei Spiele gewannen wir überraschend souverän. Und im Viertel-

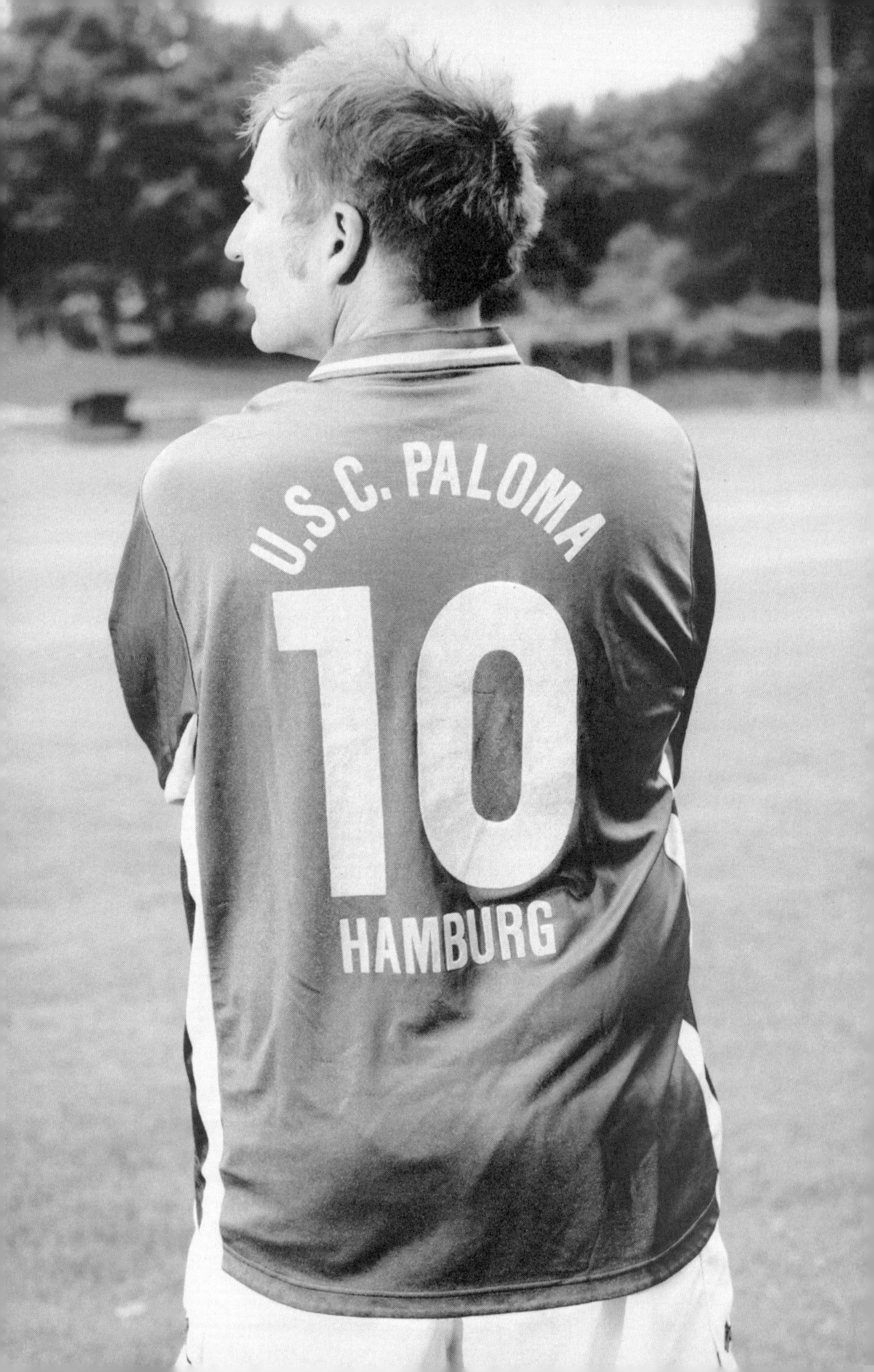
U.S.C. PALOMA
10
HAMBURG

finale brachte ich dem späteren Turniersieger das einzige Gegentor des ganzen Turniers bei: Ein direkt verwandelter Freistoß; das war schon früher meine Spezialität. Allerdings versemmelte ich wenig später einen Elfmeter zum möglichen 2:2. Für mich war das okay, und ich glaubte, der Rest meines Teams war auch nicht undankbar – ein Halbfinale hätte unser ausgepumpter, untrainierter Haufen eh nicht wirklich durchgehalten.

Es fühlte sich durchaus gut an, mal wieder zu spielen, aber so gut nun auch wieder nicht. Ich hatte befürchtet, dass mich der Fußball wie in Shanghai wieder zu sehr anfixen könnte. Aber: nö. Anscheinend konnte ich inzwischen ganz passabel ohne Fußball leben. Ohne Crosstrainer eher nicht. Der war in der Anwendung zwar strunzlangweilig, aber wenigstens beleidigte er einen nicht. Allerdings: So richtig weiter brachte er mich zur Zeit auch nicht bei der mittelfristigen Mission 94, dem Durchbrechen der 95-Kilo-Marke. Eine Mission, die mich an meine intellektuellen Grenzen führte.

Der Schriftsteller Martin Walser hat einmal in einem »Spiegel«-Essay geschrieben: »Wer immer alles versteht, bleibt unter seinem eigenen Niveau«. Ich verstand schon mal den Satz nicht, sollte an ihm aber etwas Wahres dran sein, dann war mein Niveau momentan mindestens auf… sagen wir mal: Eiffelturmhöhe. Ich kapierte nämlich nicht so recht, warum ich im Moment einfach kein Gewicht verlor. Im Gegenteil: Es kam sogar etwas dazu. Zwei unerklärliche Kilos. Dabei machte ich eigentlich alles richtig.

Seit mehreren Wochen war ich in Sachen Sport disziplinierter als Oliver Kahn und Tiger Woods zusammen, aß fettärmer als Madonna, mein Leben war entbehrungsreicher als das von … Nein, lassen wir das und fragen uns lieber: Wie konnte es bloß geschehen, dass mein so unerhört vorbildlicher Lebenswandel von meiner Waage einfach nicht entsprechend belohnt wurde?

Andererseits: Ich sollte vielleicht nicht zuviel klagen. Gewichtsverlust war ja nicht alles. Eine denkbare Erklärung ließ sich optisch und haptisch durchaus herleiten. Tatsächlich hatte ich spürbar mehr Muskeln aufgebaut in den letzten Wochen, wirklich nicht zu knapp, und die waren bekanntlich schwer, viel schwerer als Fett. Das fühlte sich auch ganz gut an. Wenn ich durch meine Hosentaschen meine Oberschenkel befühlte, stieß ich auf puren Stahl, ehrlich. Mein Bizeps war deutlich angewachsen, sogar meine Bauchmuskeln spürte ich, zwar immer noch gut unter meinem Ranzen versteckt, aber immerhin. Und mein Hintern war quasi verschwunden. Okay, das gehörte nicht unbedingt zu den Kurszielen, aber man kann nicht alles haben, nicht wahr?

Ein Körperteil wehrte sich allerdings seit Monaten hartnäckig gegen seine geplante Wegrationalisierung: Mein Bauch leistete passiven Widerstand. Blieb, wo er war, dachte gar nicht daran, kleiner zu werden, wollte einfach so bleiben, wie er war. Es war, als hätte mein Bauch sich mit der neuralgischen 95-Kilo-Marke zu einer kleinen Konterrevolution zusammengetan. Überhaupt: Ich verstand auch nicht, warum ich ausgerechnet immer an diesen 5-Kilo-Grenzen so lange herumhing. Die Kilos 1 bis 3,5 verbruzzelten geradezu beim Zugucken, und dann tat sich wochenlang nichts. Der Körper war schon ein seltsames Tier, eigenwillig, schwer zu bändigen und oft nicht durchschaubar. Man steckte halt nicht drin.

Ich gebe zu: Ich war ein bisschen verzweifelt. Vielleicht lag es daran, dass mir einfach die Gründe fehlten. Wenn man sich nichts vorzuwerfen hatte, mochte das vielleicht das Gewissen beruhigen – sachdienlich war die Stagnation trotzdem nicht.

Ich war genervt. Aber es half ja nichts. Ich musste weitermachen. Die anvisierten 88 Kilo waren bloß auf meiner Spindtür zu sehen. Ich dachte wirklich, ich bekomme das schneller hin. Ich würde noch ein bisschen an meinem Leben feilen müssen, fürchtete ich. Zum Beispiel: Morgens Müsli essen und nicht mehr das trockene Rosinenbrötchen. Abends weitestgehend auf Brot verzichten und lieber ein Süppchen schlürfen, gefolgt von einem schmackhaften, aber langweiligen Teller mit Obst. Ich wollte, dass die Kugel in meiner Körpermitte endlich schrumpfte. Und ich fand, der Bauch sollte das wissen. Ich war gerade aus der Dusche gekommen, die Umkleide war leer, ich hatte ein Handtuch um die Hüften und stand vor dem Spiegel. Ich sah mir auf den Wanst. Und sprach laut zu meinem Körper, zum ersten Mal in meinem ganzen Leben.

»Okay, Bauch«, sagte ich, mit ausgestrecktem rechten Zeigefinger Richtung Spiegel zeigend. »Ich hoffe, du hörst gut zu. Das ist eine offizielle Kampfansage: Ich will, dass du verschwindest! Von mir aus: Wehr dich ruhig, du fettes Miststück. Es wird dir nichts nützen. Ich krieg' dich schon noch klein – früher oder später!«

Das tat gut. Ich atmete tief aus und drehte mich um. Ein älterer Herr in karierten Turnhosen starrte mich entgeistert an. So leer war die Umkleide wohl doch nicht.

Kapitel 17

Vergebt mir, ich habe gesündigt

Tag 175: 99,2 Kilo

Liebe Oma,
verzeih mir. Ich weiß, ich habe Dich früher oft ausgelacht, wenn Du bei Familienfeiern nach jedem einzelnen Stück Buttercremetorte Reue gezeigt hast. »Oh, jetzt habe ich aber wieder gesündigt«, hast Du dann immer gesagt, und dass Du jetzt aber mindestens zwei Wochen Diät einlegen müsstest. Und dann hast Du noch ein Stück gegessen, von Deiner eigenen Torte, Deiner Spezialität, weil's irgendwie eh schon egal war. Ich habe den Kopf geschüttelt über soviel Unsouveränität, über so viel Widersprüchlichkeit, über diese alberne Riesenlücke zwischen Anspruch und Wirklichkeit. Denn Du warst eigentlich mollig, seit ich denken konnte, unveränderlich wie ein Azorenhoch.

Überhaupt: Warum wolltest Du dünner sein? In meinen Augen passte es zu Dir. Du sahst immer gesund aus. Für mich warst du eben eine Oma, und Omas müssen rosig und rund sein. Damals war ich jung. Ich hatte mir nie Gedanken darum gemacht, dass es von Dir auch mal eine Ausgabe in schlank und jung gegeben hatte; eine, die die 100 Meter angeblich unter zwölf Sekunden gelaufen war. Bewiesen ist das bis heute nicht, und wir Enkel haben uns immer skeptisch angegrinst, wenn die

Anekdote auf den Tisch kam. Aber die Legende gefällt mir. Sie passt in unsere Familie, deren Mitglieder alle so verflixt sportlich waren. Und heute allesamt ihre überdimensionierten Bäuche vor sich her tragen. Ich ja auch. Ich kenne jetzt das Gefühl, das Du als Sünde empfunden hast. Das sich zum Beispiel jedes Mal bemerkbar macht, wenn ich ein Marzipanherz esse. Das liegt relativ nah an der Erbsünde, und auch mich drängt es danach zur Buße.

Heute bin ich alt und weise, nicht so sehr wie du, aber immerhin. Und ich weiß jetzt: Du bist auch bloß ein Mensch, einer mit Schamgefühl, Eitelkeiten und müden Gliedern, müde vom ewigen Krieg gegen Deinen eigenen Körper. Das haben wir beide gemeinsam.

Es grüßt recht herzlich
Dein Enkel Stephan

So. Marke drauf und ab in den Briefkasten damit. Musste wirklich mal gesagt werden. Auch die Erkenntnis, einem Irrtum unterlegen zu sein – und es zuzugeben! – gehört zwingend zu einer guten Charakterbildung. Ich wusste jetzt, wovon meine Großmutter immer gesprochen hatte, denn auch ich habe gesündigt. Und leider nicht nur einmal, pah! Zwei Stück Buttercremetorte sind ein schwacher Scherz im Vergleich zu dem, was ich an Schuld auf mich geladen hatte. Ich hatte meinen geraden, zielgerichteten Weg verlassen. Ich war vom Crosstrainer gestiegen und hatte meine gute, meine wahre Ernährung aufgegeben für die Wollust, die fettreiche, schwer gezuckerte Speisen auslösen können. 20 einigermaßen ungesunde Tage lagen hinter mir. Und das hatte zu großen Teilen mit Pokern zu tun.

Mein Sohn hatte nämlich die Idee, bei uns zu Hause einen Pokerabend für ein paar Freunde auszurichten.

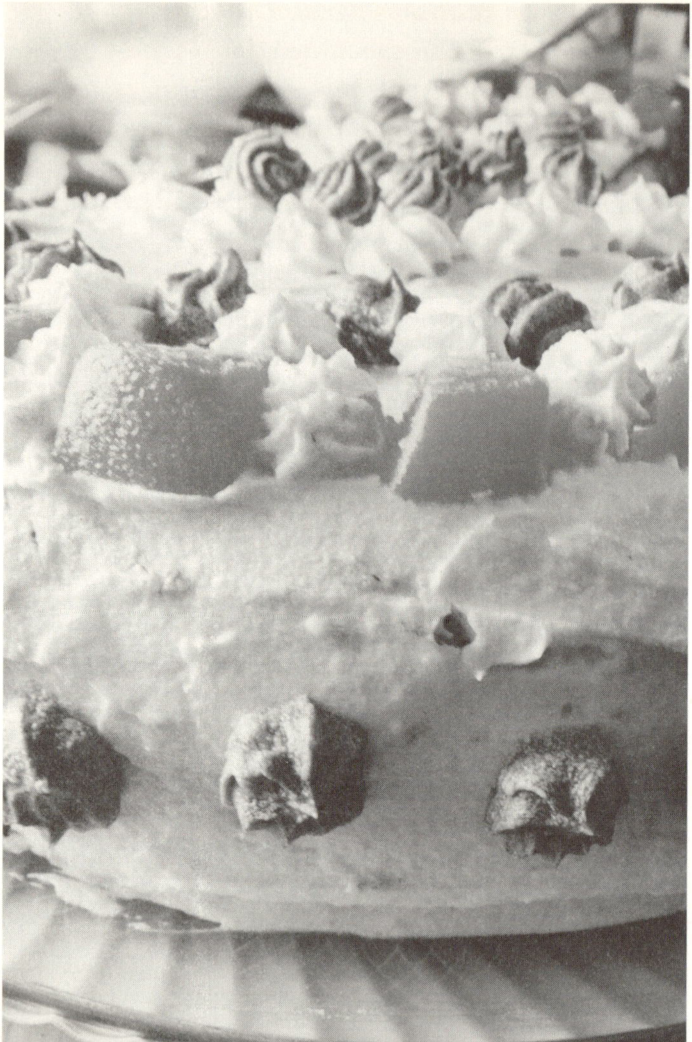

»Pokern?«, fragte ich verblüfft. »Ihr seid doch erst 13!«

»Das stimmt so nicht, Papa«, sagte Tom entschieden. »Ein paar von uns sind noch zwölf.«

Wie auch immer: Es sollte also bei uns gepokert werden; war ja auch mittlerweile *der* Trendsport in diesem frühen Herbst, dank DSF und Eurosport.

»Ach, und Papa – kannst du für uns was zu essen kaufen? So Chips und Frikadellen und so?«, fragte Tom.

Dass ich für die Verköstigung der jungen Herren zuständig sein sollte, war per se schon mal prima für den Einzelhandel – ich dachte nämlich grundsätzlich, dass ich für Besuch zuwenig einkaufe, und tat deshalb stets das Gegenteil. Und das war per se schon mal schlecht für mich, weil sich über die Jahre meine Rolle als Resteverwerter der Familie verfestigt hatte.

Im Discounter schob ich meinen Einkaufswagen eher uninspiriert durch die Gänge. Ich war nicht besonders einfallsreich, wenn es darum ging, Teenager zu versorgen. Aber selbst wenn ich auf ein ausgefallenes, wohlschmeckendes und gesundes Snackprogramm für die Herren Nachwuchszocker gekommen wäre – gegessen hätte das wahrscheinlich keiner. Der Teenager an sich ist auch nicht besonders originell in Ernährungsfragen. Ich erinnerte mich an eine Dokusoap mit Jamie Oliver, der an einer englischen Schule das Mittagessen umstellen wollte. Neben den üblichen Burgern mit Pommes und diversen Pizzas bot er ein sämiges Süppchen, Nudeln mit Gemüse und selbstgebackenes Foccacia an. Die Schüler wollten trotzdem fast ausnahmslos Fast Food zum Mittagessen. So sah die Realität nämlich aus.

Also lud ich mehrere Sorten Kartoffelchips in den Wagen, kleine fertige Frikadellen, eine 1,3-Kilogramm-Dose »Colorado« von Haribo, dazu drei verschiedene Sorten Eis, jeweils in der praktischen Ein-Liter-Box (ich konnte mich einfach nicht entscheiden). Mich beunruhigte dabei ein bisschen, dass das alles Zeug war, von dem auch ich in übergewichtigen Zeiten nur schwer die Finger lassen konnte. So stand ich also fröhlich pfeifend an der Kasse und hatte zumindest eine vage Ahnung, dass ich mir gerade den Teufel persönlich ins Haus holen würde.

Man zeigte sich zwar zufrieden mit dem kulinarischen Angebot am Pokertisch, und es wurde den dargebotenen Speisen auch ordentlich zugesprochen. Zwei Drittel der Sachen blieben trotzdem liegen, ich hatte mich fürchterlich verschätzt. Aber ich wollte das Zeug keinesfalls im Haus behalten. Also habe ich es entsorgt – vor allem über meinen Verdauungstrakt.

Teil zwei der Sünde ereilte mich ein paar Tage später in der Nähe von Wien, und wieder spielte Poker dabei eine entscheidende Rolle. Ich war dort im Casino Baden auf einem Turnier der EPT, der European Poker Tour. Nicht, um zu zocken, sondern um meinem erlernten Beruf nachzugehen: Ich sollte ein Porträt über eine deutsche Profispielerin schreiben.

Ich war nur zwei Tage dabei; aber so ein Turnier lief insgesamt eine knappe Woche. Immer um 12 Uhr mittags ging es los. Gepokert wurde bis in die Nacht hinein, und es war für den Veranstalter üblich, für das leibliche Wohl der Spieler zu sorgen, das war im Startgeld inbegriffen. Die Qualität des Essens war nicht auf jedem Turnier wirklich gut, sagte meine Interviewpartnerin.

»Dublin zum Beispiel… puh«, fügte sie an und verdrehte die Augen.

Und Baden bei Wien? Sagen wir es mal so: Noch Tage später hatte ich das Gefühl, sofort und voller Dankbarkeit andächtig auf die Knie sinken zu müssen ob der dargebotenen Speisen. Was ich da alles gegessen habe: Kesselgulasch, Chinagemüse, Kartoffelgratin, Steaks vom Feinsten, Ente, Braten, Schokokuchen mit Schokosoße, Topfenstrudel, Karamellcreme, Mehlspeisen in allen Geschmacksrichtungen, selbst gemachtes Eis ... und so weiter, und so fort. Täglich mit Beginn des Turniers wurde das Büfett in einem Seitenflügel des Casinos eröffnet. Alle drei Stunden wurden die Speisen auf den Tischen gewechselt. Am Anfang hatte ich mich noch brav gewehrt: In den ersten paar Stunden hatte ich noch lebhaft die kleinen Hackfleischklopse und das Walnusseis meiner letzten Pokererfahrung vor nicht allzu langer Zeit vor Augen.

Es war ein wenig Linsensalat vom Büfett, der den Damm brach. Wenn der Salat schon so gut war, wie würden dann erst die Antipasti gleich nebenan schmecken? Ich fand es heraus. Und damit war alles vorbei. Ich versuchte mir das Ganze so schön wie möglich zu reden: Sind doch bloß kleine Teller, gutes Olivenöl soll man ja, Fisch hatte ich die Woche noch gar nicht... Als sich beim Mangomousse der Satz »Auswärts dickt nicht« in meinem Kopf verfestigte, da wusste ich, dass ich für heute verloren hatte. Damit hatte ich mich schon im Urlaub selbst belogen.

Ich sah die Sache, wie sie war: Ich war hier in einen Kilo-Killer-Albtraum geraten. So wie mir erging es einem Pokerspieler aus Österreich, der bereits sehr früh ausgeschieden war. Kurz vor Mitternacht saßen wir zu zweit an einem der leeren Pokertische, mit vollen Tellern.

»Ich renne immer zwischen Hauptspeise und Nachspeise hin und her«, stöhnte er – in der einen Hand hielt er eine Gabel, mit der er den Weg in der Luft nachzuzeichnen versuchte, mit der anderen hielt er sich den Bauch. Nach einer kurzen Pause fügte er noch hinzu: »Und so langsam tut's weh.«

Ich wäre gern stark geblieben. Ich hätte gern der Versuchung widerstanden. Aber das Fleisch war schwach, weil das auf dem Büfett so gut war. Ich glaube, auch stärkere Charaktere hätten hier kapituliert. Das war ungefähr so, als würde man einer therapierten Nymphomanin George Clooney und Ashton Kutcher nackt auf den Bauch binden und sagen: Pass mal kurz auf die Jungs hier auf. Aber nicht anfassen – ist doch okay für dich, du warst doch durch mit Sex, oder?

Als ich meinen Dessertlöffel in eine der Süßspeisen versenkte, musste ich wieder an den Satz denken, den ich entweder bei den Weight Watchers oder bei Ildikó von Kürthy gelesen hatte: »Nichts schmeckt so gut wie das Gefühl, schlank zu sein.« Was für ein totaler Schwachsinn! Das wusste jeder, der mal das Erdbeerparfait im Casino Baden gegessen hatte.

Das Schlimmste war im Grunde aber nicht wirklich die Völlerei vor Ort. Als viel problematischer empfand ich, dass ich dabei war, wieder einmal die Schleusen zu öffnen. Ich legte Hand an den Schalter in meinem Kopf, der mein Essverhalten regulierte. Über Wochen stand dieser Schalter auf »gesund«, seit Dänemark Geschichte war. Die Tage in Österreich und davor dieser dusselige Pokerabend hatten dafür gesorgt, dass er wieder umgelegt war in die »Ist-doch-egal«-Stellung. Und dort klemmte er jetzt fest. Wenn man anfing mit dem Abnehmen, war es relativ einfach, den Schalter umzulegen, das wurde mir einmal mehr bewusst. Wenn man aber von hochmotiviert auf »Ist-doch-egal« rutschte, war es irre schwer, den Weg zurückzufinden. Das war, als ob man eine geöffnete Schleuse von Hand wieder schließen wollte. »Egal« war so ziemlich die schlimmste Haltung, die man als Kilo-Killer haben kann. Wenn das Bewusstsein das Sein bestimmte und das Bewusstsein sich in Ernährungsfragen dezent ausklinkte, dann aß man im Stadion ohne nachzudenken plötzlich doch wieder die Bratwurst, die so lange kein Thema gewesen war. Brach sich beim Fernsehen gedankenlos ein Stück Schokolade ab. Nahm in der Kantine, ohne zu hinterfragen, zum Fisch Kartoffelsalat und nicht die Pellkartoffeln. Es war reine Kopfsache, wie in allen anderen Lebensbereichen auch: Wenn man ungewollte Gewohnheiten wieder einreißen ließ, wurde es eine unangenehme Drecksarbeit, sie wieder loszuwerden. Noch stand dieser Schalter unentschieden zwischen gut und böse, aber es wurde eng. Und ausgerechnet jetzt standen die Herbstferien vor der Tür. Verdammt.

Wir wussten gar nicht so recht, wohin mit uns. Allzu teuer sollte es nicht sein, fliegen verbot sich von selbst wegen Andreas' Flugangst, und Tom wollte auf keinen Fall wieder auf den Bauernhof in der Nähe von St. Peter-Ording, zu dem wir öfters mal im Jahr hinfahren, zwischendurch, übers Wochenende. Tja. Und jetzt?

»Bayern«, sagte Andrea.

Hatte sie tatsächlich eben Bayern gesagt? Ja, hatte sie: Sie hätte mit unserer Nachbarin Susanne nett Kaffee getrunken, die würde mit Mann und Kind für ein paar Tage in München sein, »sag mal, wollt ihr nicht auch, wär doch lustig...« So kam das. Ein paar Nächte beim Kloster Ettal, in der Nähe von Garmisch, mit Zugspitze, Neuschwanstein, Hotelfrühstück und Mittagessen in zünftigen bajuwarischen Speisebetrieben. Und dann noch ein paar Tage München mit Museen, Shopping, Hotelfrühstück und Mittagessen in italienischen Restaurants. Ich dachte dabei nicht einmal mehr darüber nach, dass ich meine Ernährung schon wieder umgestellt hatte – bloß mit der falschen Weiche: Ich aß Eis zwischendurch, biss in Toms Snikkers, kaufte Popcorn im Kino.

Und Sport? Ja. Passiv. Bei einem Zweitligaspiel von 1860

München saß ich auf der Tribüne. Selber bewegt hatte ich mich schon seit zwei Wochen nicht mehr. Das nervte. Zusätzlich zu der Scham, schwach gewesen zu sein, zu schwach für einen, der gelobt hatte, öffentlich abzunehmen. Ich hatte mich an meiner Mission versündigt.

Im Umgang mit der Sünde, pflegte mein Kollege Christian immer zu sagen, gebe es zwei Möglichkeiten: die protestantische und die katholische. Protestantisch sei Schnauze halten, Arsch zusammenkneifen und weitermachen. Und die katholische Lösung?

Die, meinte der Christian, ginge so: »Beichten, kurz vor dem Rosenkranz ein Stück Sahnetorte nehmen und dann Exorzismus auf dem Crosstrainer betreiben«. Im Übrigen würde er mir, obwohl evangelischer Franke, zu Lösung zwei raten.

Also gut. Ich war zwar seit mehreren Jahren konfessionsfrei, aber wenn's der Sache diente… Ich würde Abbitte leisten müssen für ein sattes Plus von 2,3 Kilo, zu Hause und im Fitnessstudio, auf dem Crosstrainer. Jetzt gleich, eineinhalb Stunden, mindestens. Und nachher würde es eine 1A-Gemüsepfanne geben. Wär' doch gelacht, wenn ich mir den Teufel nicht selbst austreiben könnte.

Kapitel 18

Wie ein Weltmeister

Tag 184: 97,0 Kilo

Ich hatte nicht nur im Fitnessstudio Buße geleistet. Nein, auch meiner sehr aktiv Anteil nehmenden Blogleserschaft beichtete ich meine Sünden. 25 Kommentare bekam ich daraufhin, eine ganz ordentliche Quote. Und die waren sehr unterhaltsam, lehrreich und aufbauend, die Kommentare waren ja ohnehin das Beste an der Bloggerei. Dabei konnte man die Leserbeiträge grob in drei Kategorien einteilen.

Kategorie 1 (eine bedeutende Minderheit):

Der Typ soll mal nicht so rumjammern und die Arschbacken zusammenkneifen, mit ein bisschen Disziplin geht schließlich alles (»Schau uns an«!), und wer wirklich dünner werden will, lässt sich von österreichischen Mehlspeisen schon mal gar nicht verleiten.

Kategorie 2 (die meisten, vermutlich beichtstuhlgestählte, frohgelaunte Katholiken):

Hey, Alter, alles nicht so wild, kann mal passieren, zwei gute Kilos, ist doch ein Witz, kein Ding, Mund abputzen, weitermachen und Weihnachten in Größe M feiern.

Kategorie 3 (ein einzelner Verschwörungstheoretiker): Der Kilo-Killer ist doch eh nur Fake. Schließlich sei der »Stern« ein

Unterhaltungsmagazin und das Ganze sowieso am Schreibtisch ausgedacht, weil: »Zu viele Details, um das Märchen zur Wahrheit zu erheben«.

Ein interessanter Vorwurf – ich hatte immer gedacht, ein Mangel an Einzelheiten würde eine Geschichte unglaubwürdig machen. Abgesehen davon war die Idee natürlich komplett schwachsinnig: Wenn ich das Ganze manipulieren wollte, hätte beim Gewicht vorne längst eine »8« gestanden, mindestens. Denn, und hier musste ich dem Kommentar des Users Boracayfan bedauerlicherweise recht geben: In mehr als fünf Monaten nur wenig mehr als 13 Kilo runterzuraspeln, und in den letzten paar Wochen gleich mal gar nichts – das war tatsächlich nicht sonderlich beeindruckend. Aber alltäglich. Normal. Passierte immer wieder. Meine Abnehmgeschichte war symptomatisch für so viele Betroffene. Das war tröstlich, aber nicht besonders erfreulich.

Dann stand Halloween vor der Tür, ein zweifelhafter Brauch, wenn man mich fragte. Aber mich fragte ja nicht einmal meine Frau.

»Mann«, sagte sie kurz nach dem Aufstehen zu mir, »besorge Süßigkeiten für umherziehende Kinder. Wir wollen nicht mit leeren Händen dastehen, wenn sie an der Tür klingeln. Aber übertreibe es bitte nicht.«

In der Regel mache ich, was man mir sagt – sogar, wenn ich es doof finde. Außerdem bin ich sowieso bei uns für das Einkaufen zuständig; schließlich bin ich Freiberufler und kann mir meine Zeit ganz gut einteilen. Also lud ich mittags bei Aldi Minischokoriegel, Weingummivampire und Lakritzschnecken in den Wagen. Bloß mit dem Nicht-Übertreiben, das klappte bei mir irgendwie nicht. Wenn ich schon mitmachte, dann wollte ich einfach nicht in Gefahr laufen, die Gören ab 18.30 Uhr schulterzuckend ohne Naschwerk zu meinen Nachbarn schicken zu müssen.

Es kam, wie es kommen musste. Vielmehr: Es kam nicht. Überall auf den Straßen wimmelte es von Minivampiren und Hexen um die 1,25 Metern, nur in unser Haus verirrte sich niemand. Sorgenvoll blickte ich auf die zuckerhaltige Versuchung, die in Plastik eingeschweißt in unserem Flur lag. Sollte ich das ganze Zeug etwa selber essen müssen? Nein: Um Viertel nach sieben endlich klingelte es, und eine Gruppe von fünf zwergwüchsigen Horrorgestalten brüllte frenetisch: »Süßes oder Saures!« Erleichtert stopfte ich ihnen den Schokoladenmonatsbedarf einer deutschen Mittelstadt in ihre Tüten, was die Kleinen zuerst ungläubig, dann entzückt und schließlich mit purer Gier quittierten. Ein mitlaufender Erziehungsberechtigter ließ aus dem Hintergrund ein zaghaftes »Ja, aber…« vernehmen. Ich lächelte bloß, murmelte »Schon okay« und warf die Tür hinter mir ins Schloss. Und alles, was mir hätte gefährlich werden können, war draußen geblieben. Keine Leckereien, die ich mir mit noch mehr sportlicher Betätigung wieder von den Rippen hätte kämpfen müssen.

Dabei bekam ich Sport in den Tagen danach. In rauen Mengen, und sogar von Personal Trainern. Hatte ich schon erwähnt, dass ich kein Freund dieser Berufgruppe war, so rein persönlich? Ich glaube schon. Ausdauer- und Fettverbrennungssportarten sind für uns Dicke grundsätzlich schon mal öde, für mich erst recht, weil Bälle jeglicher Art keine Rolle spielen . Und entwürdigend, weil lauter Dünne um uns herum turnen, ob nun in der Fitnessbude oder beim Joggen (ja, wir Dicken sprechen beim schwerfälligen Trab durch Grünanlagen tatsächlich vom »Joggen«). Das macht uns diffuse Schuldgefühle, gepaart mit einer gewissen Scham, während die Dünnen zwischen Ekel und

Mitleid auf uns herabblicken. Und ein guter Personal Trainer spricht das auch noch aus, schonungslos und unbarmherzig. Karl-Heinz Prudöhl war ein richtig guter Trainer.

Ich war nach Warnemünde ins Hotel Neptun eingeladen – privat hätte ich mir diesen Aufenthalt auch nicht leisten können. Das Neptun hat nämlich fünf Sterne, einen Ruf wie Donnerhall in der Ex-DDR, gepaart mit einer etwas undurchsichtigen Vergangenheit und einem viel gepriesenen Wellnessbereich. Und hier kam Karl-Heinz Prudöhl ins Spiel. Er war so schätzungsweise um die 60, etwa 1,90 Meter groß, ungefähr genauso breit und hatte das graue Haar rasiermesserscharf gescheitelt. Braun gebrannt, mit Muskelbergen im Alpenformat bepackt, setzte er ein strahlendes Lächeln auf, während er mir zur Begrüßung die Hand zerquetschte.

Prudöhl war 1976 Olympiasieger im Rudern, ein paar Weltmeisterschafen hatte er auch gewonnen für die damals dominierende DDR-Flotte. Dann wurde er Chef der Fitnessabteilung im Neptun. Er erzählte ein wenig vom Hotel und seinem Reich; er tat das mit einer beeindruckenden Mischung aus Leidenschaft und einer Warmherzigkeit, die man nicht oft findet. Vom Fach war er sowieso, und er hatte die Lizenz zum Quälen. *Mich* zu quälen. Das Training mit ihm war Teil des Einladungspakets: Er war einer meiner Personal Trainer. Er freue sich drauf, sagte er. Und legte mal gleich den Finger in die Wunde.

»Na«, brummte er mit Blick auf meinen Bauch, »da haben wir ja einiges zu tun.« Missbilligung lag in seinem Blick.

»Mannmannmann, Sie sind doch'n junger Kerl«, sagte er und blickte nochmal gezielt auf meine Körpermitte. »Das muss nu' wirklich nicht sein.«

Bevor wir mit der körperlichen Ertüchtigung loslegten, gab es erst mal eine sportmedizinische Untersuchung. Körperfett: 35

Prozent. Komisch, nach anderen Messungen hatte ich mit mehr Gewicht gerade mal 25 Prozent. Ich traute mich aber nicht, das Ergebnis zu hinterfragen; dieser Prudöhl hatte eine Aura, die Widerspruch eher suboptimal erscheinen ließ. Schien aber eh nicht so wild zu sein.

»Da hätte ich mit mehr gerechnet«, brummte Prudöhl und murmelte was von »erhöht, aber unkritisch«. Auch der BMI von 31 machte ihm keine Sorgen, nachdem er meine Beine abgetastet hatte. »Sie haben extrem schwere Knochen, das sieht man sofort.«

Schwere Knochen! Ha! Hab ich doch die ganze Zeit gesagt!

»90 Kilo, das reicht bei Ihnen«, sagte Prudöhl, das bekäme ich locker hin. Beiläufig erzählte er von einem Top-Manager aus Niedersachsen. Der sei bei ihm angekommen und habe sich nassforsch nach dem nächsten Puff erkundigt. »Als ich abends mit dem fertig war, hat er nicht nochmal gefragt«, sagte er und grinste. Ich schluckte. Der Tag versprach hart zu werden. Der Champion a.D. schickte mich dorthin, wo ich im Prinzip herkam: auf den Crosstrainer.

»50 Minuten bei Puls 125, auf niedriger Stufe«, lautete die knappe Anweisung.

»Echt?«, erwiderte ich. »Ein Sportmediziner hat mir 145 empfohlen.«

Prudöhl schaute mich ruhig an.

»125«, knurrte er schließlich. »Sie wollen doch Fett verbrennen, oder?«

Wollte ich. Aber verwirrt war ich schon. Wieso verbrannte ich bei niedriger Belastung mehr Fett als bei hoher? Weil, so erklärte mir am nächsten Tag die ehemalige Leichtathletin Helga Radtke, sich bei hoher Belastung der Körper die Energie eher aus der Muskulatur hole und bei niedriger die Fettreserven angreife. Das hieß: Ich hatte ein halbes Jahr falsch trainiert! Habe zu hoch getourt, zu viel Widerstand aufgelegt und inzwischen eine Mörderausdauer, aber das Fett kaum angegriffen. Ab jetzt also mit 125er Puls, wieder auf dem Crosstrainer – eigentlich war es wie zu Hause, nur dass ich dabei nicht auf eine vierspurige Ringstraße schaute, sondern auf die wilde Ostsee bei Windstärke acht.

Und schon wieder hatte ich eine Weltmeisterin an meiner Seite: Helga Radtke war eine der besten Weitspringerinnen Europas, Hallenweltmeisterin 1985, zweimal EM-Bronze, Bestweite 7,21 Meter. Beeindruckend. Apropos: Ich beeindruckte sie anscheinend mit dem Tempo, das ich auf dem Crosstrainer vorlegte.

»Nicht so schnell, sonst kippen Sie gleich vom Gerät«, rief sie. Von wegen: Meine Ausdauer war so gut, dass ich schon ordentlich Gas geben musste, um bei der geringen Belastung überhaupt meinen gewünschten Puls zu erreichen. Verdammt. Ich war also doch ein Athlet. Ich hatte es immer schon geahnt.

Am letzten Tag – ich wunderte mich über nichts mehr – wachte Grit Breuer über mein Treiben an den Maschinen. Grit Breuer, nicht zu fassen! Diese Frau hatte eines der legendärsten 400-Meter-Rennen aller Zeiten abgeliefert, in der Staffel bei der WM 1997. Dazu kamen zwei EM-Titel und haufenweise andere Medaillen; den Erwerb der meisten davon hatte ich live im Fernsehen verfolgt. Und eben diese Frau erklärte mir, wie ich die Beinpresse richtig bediente. Ich war vor lauter Ehrfurcht vollkommen sprachlos und trainierte wie ein Weltmeister, auf niedriger Herzfrequenz.

Weil das Neptun eine Wellness-Oase ist (Schwerpunkt Thalasso), habe ich durchaus noch andere Dinge getan, um abzunehmen. Ich sage nur: Wellness. Wir Männer stehen ja in der

Regel eher befremdet vor dem Phänomen Wellness. Bis vor ein paar Jahren kannten wir den Begriff ja noch nicht einmal. Hätte man mich damals gefragt, was ich mir rein persönlich darunter vorstellte, hätte ich wahrscheinlich gesagt: Ein Champions-League-Abend mit Werder Bremen, einer Tüte Chio-Chips und ausreichend Alsterwasser (für Leser südlich von Hamburg: Radler). Werder sah ich immer noch gern beim Fußballspielen zu, der Rest verbot sich seit geraumer Zeit natürlich von selbst. Aber die wahre Bedeutung von Wellness sollte ich erst bei einem Wochenende in Warnemünde erfahren. Drei Tage lang, in denen ich meine eigenen Grenzen erweitert und viel gelernt habe. Zum Beispiel: Wellness hat rein gar nichts mit Fußball zu tun. Es konnte die Gewichtsreduktion unterstützen. Und: Es wurde von viel mehr Männern angewendet, als man so denkt.

Das Hotel Neptun ist besonders stolz auf die Wohlfühloase in seinem Zwischengeschoss. Es gibt sogar jeden Nachmittag um 15 Uhr Führungen für interessierte Hotelgäste. In der Gruppe besichtigt man dann den Meerwasser-Pool (30 Grad warm) neben dem Panorama-Fitnessraum, wandert über die Beauty-Farm Richtung Thalasso-Zentrum und kann sich dort die Algen-Wannen, Massage-Räume, Vichy-Duschen und diverse Ruhezonen (unter anderem das verdunkelte »Reich der Sinne«) anschauen. Und dann kann es schon mal vorkommen, dass eine echte Fernsehinstitution fröhlich grüßend an einem vorbeiläuft. Hans Meiser nämlich, im Bademantel und gutgelaunt in Richtung Thalasso-Wanne schlendernd, war auch da. Ein Stammgast, wie das anwesende Personal beiläufig und betont gelassen erwähnte.

Thalasso, soweit ich es verstanden hatte, ist Wellness, die im weitesten Sinne mit Meerwasser zu tun hat, wovon es praktischerweise vor der Haustür des Hotels reichlich gab. Hauptbestandteil Nummer zwei waren Algen. Was das mit Abnehmen zu tun hatte?

»Eine ganze Menge«, sagte die medizinische Fachkraft im Thalasso-Zentrum und strahlte mich an. »Algen helfen beim Entschlacken und dabei, den Prozess der Selbstreinigung des Körpers in Gang zu bringen.«

Aha. So richtig wohl fühlte ich mich aber trotzdem nicht, als sie mich für die Thalasso-Wanne vorbereitete. Ich lag in einem seltsamen Plastik-String vor ihr auf einer Liege und bekam ein Ganzkörper-Peeling aufgetragen, um »alte Hautschuppen abzulösen«. Das war irgendwie intimer, als mir lieb war; schließlich trug ich nur einen Hauch von Kleidung, das Licht war schummrig, aus den in der Decke versteckten Lautsprecherboxen quoll esoterische Synthesizermusik, mit Möwengeschrei unterlegt. Und eine Frau, die ich zwei Minuten zuvor zum ersten Mal gesehen hatte, rubbelte gerade meinen ganzen Körper ab. Dass sie mein »schönes Hautbild« lobte, milderte mein Unwohlsein nur marginal.

Später schmierte sie mich mit einer belebenden Algenpaste ein – Ganzkörper, versteht sich. In die Wanne – auch hier kam reichlich Algenpaste ins Wasser – durfte ich für 25 Minuten allein. Das Brackwasser roch ein wenig moderig, nach Meer eben, und es wurde durch Dutzende von Düsen spektakulär durchgewirbelt. War nicht unangenehm, als ob man in der lauen Brühe schwebte. Aber ob das wirklich dabei half, dünner zu werden?

»Klar«, sagte meine Bademeisterin knapp, erwähnte ein letztes Mal das Zauberwort »Entschlackung«, verwies mich in die Ruhezone und gab mir einen Beutel Tee mit Algenextrakten. Wenn schon entschlacken, dann aber auch richtig.

Den Algentee bekam ich auch nach ungefähr einem Kilo-

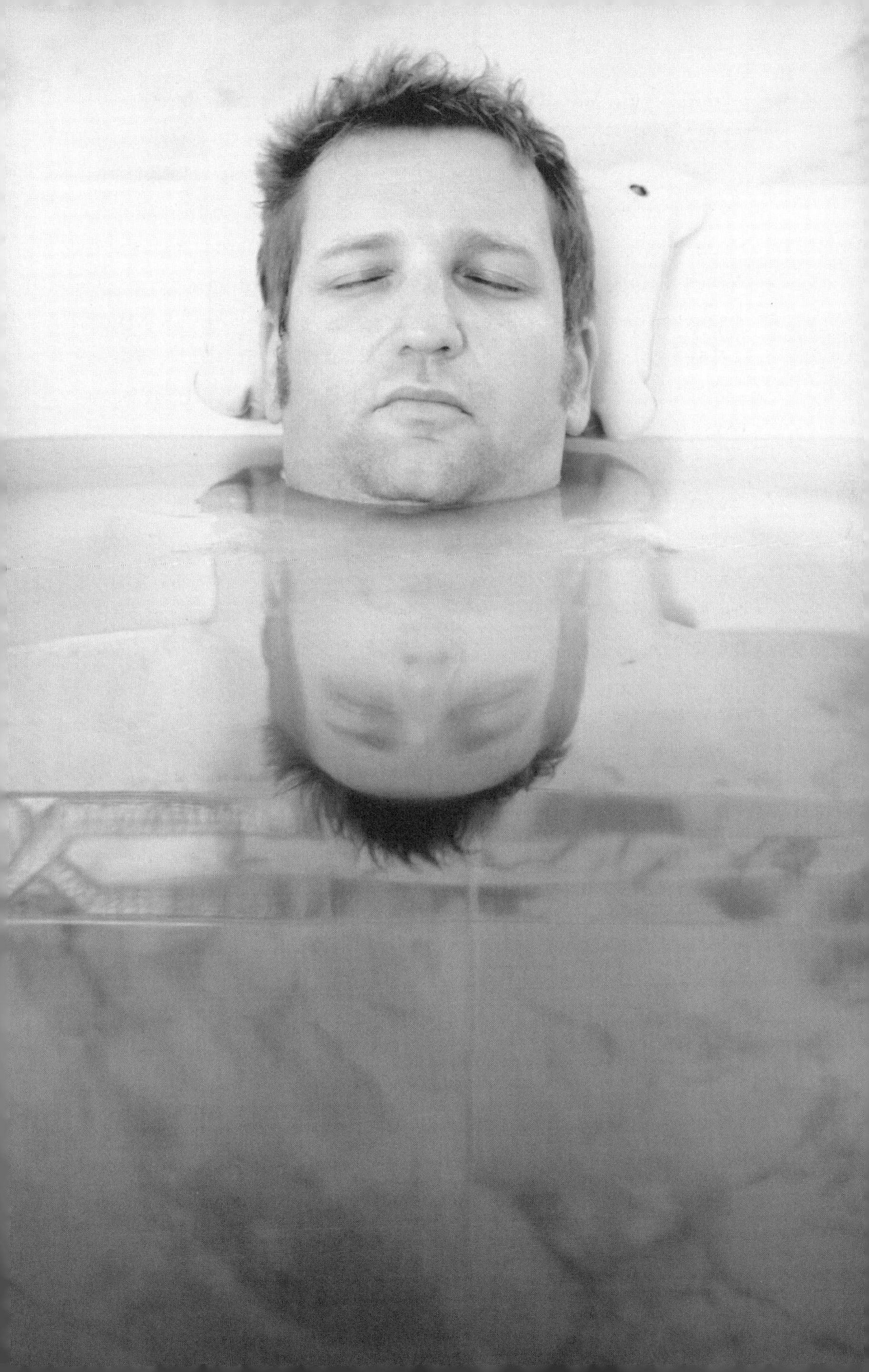

meter Brustschwimmen im Pool. Und gleich nach der Massage am nächsten Tag, die ich nach 90 Minuten Walken an der sturmgepeitschten Ostsee ganz gut gebrauchen konnte. Eine knappe Stunde gegen Windstärke acht bis zehn anrennen, das schlauchte; die täglichen Trainingseinheiten am Crosstrainer waren auch nicht gerade von Pappe. Mein Trainingsplan an diesem langen Wochenende entsprach in etwa der eines Mittelstreckenläufers vor den Olympischen Spielen. Oh ja: Meine Definition von Wellness hatte eine dezente Überarbeitung erhalten.

Es wäre übrigens noch deutlich mehr an Algen möglich gewesen. Zum Beispiel beim Essen – die Gastronomie im Neptun bietet Algensuppe mit pochiertem Wachtelei an, Rotzungenfilet im Algenmantel, Filet vom Zuchtwels in grüner Algensoße. Wenn man wollte, konnte man im Neptun auch das noch toppen und die Thalasso-Reduktionskost buchen: 1.000 Kalorien am Tag, überwiegend auf ein paar Kekse und sehr fettarme Kost mit – na? Genau: Algen verteilt. Aber das wäre zu weit gegangen. Ich habe mir mal lieber was Feines von der herkömmlichen Speisekarte ausgesucht.

Gewöhnungsbedürftig war es in Warnemünde. Aber auch schön. Ich fühlte mich gut, entspannt, fit. Aber ich habe dort auch noch etwas gelernt: Das Wellness-Gefühl hält nur für einen Moment an. Ein Vormittag im normalen Tagesgeschäft, und die Erholung ist gerade mal eine flüchtige Erinnerung. Aber ich wollte nicht klagen, ich mochte mein Tagesgeschäft. Ich mochte zu jener Zeit sogar mein Training im Fitnessstudio. Ich wusste nur nicht, ob ich mit meinem niedrigen Trainingspuls so glücklich war – seit ich wie empfohlen mit einem Puls von 125 trainierte, kam ich während meiner Stunde auf dem Crosstrainer nicht mal mehr ins Schwitzen; selbst der Weg mit dem Fahrrad ins Büro war da irgendwie sportlicher. Vielleicht hätte ich mein Training doch wieder umstellen sollen. Oder mir ein Pfund Algen in die Pfanne hauen.

Kapitel 19

Live aus der Coaching-Zone

Tag 200: 99,9 Kilo

»Sag mal…«

»Ja, Süße?«

»So richtig abgenommen hast du in letzter Zeit aber nicht, oder?«

»Och… Nö… irgendwie nicht.«

»Wenn ich es nicht besser wüsste, würde ich sagen, du hast seit Warnemünde sogar zugelegt.«

Ich seufzte stumm. Ich hatte durchaus erwartet, dass Andrea etwas sagen würde. War ja auch schwer, dran vorbeizuschauen: Ich lag in der Badewanne, während sie die nebenan stehende Waschmaschine bestückte. Mein Bauch war wieder ein kleines Stück gewachsen; ich zog ihn zwar manisch ein, aber so richtig brachte das nichts. Hätte ich bloß den Badeschaum genommen und nicht dieses Fichtennadelöl. Ich versuchte eine Erklärung.

»Ich tue mich gerade etwas schwer mit dem Sport. Der Crosstrainer schockt irgendwie überhaupt nicht, schon gar nicht mit dem niedrigen Puls. Und allein das Hingehen…«

Tatsächlich: Vor knapp zwei Wochen hatte ich nachts lange gearbeitet, das Kind um Viertel vor sieben geweckt und zur

Schule geschickt – normalerweise ging ich mit Tom aus dem Haus, er mit dem Fahrrad nach rechts Richtung Schule, ich nach links Richtung Fitnessstudio. An diesem Morgen schaffte ich es noch nicht einmal in meine Trainingshose. Ich legte mich wieder hin. Das brachte mich seltsamerweise komplett aus meinem Rhythmus. Es war, als hätte ich einen Präzedenzfall geschaffen: Ich hätte zum Sport gehen können. Ich hatte es nicht getan. Die Welt drehte sich trotzdem weiter, ätsch. Gerade zweimal war ich beim Sport gewesen in den letzten 14 Tagen. Ich war der Geschichte im Moment echt überdrüssig.

»Okay, kapiert: Sport nervt, das kann ich nachvollziehen«, sagte Andrea. Ich füllte heißes Wasser nach, ganz knapp an meinem linken Oberschenkel vorbei. Glück gehabt. Beim rechten wäre es nicht so schlimm gewesen, der war ja immer noch taub seit der Bandscheibengeschichte.

»Ich frage mich trotzdem: Woher kommt der Bauch?«, sprach sie weiter. »Du isst doch kaum was! Also, ich verstehe das nicht.«

Das konnte sie auch nicht verstehen. Tagsüber war Ernährung unproblematisch. Ich frühstückte wenig und kam mittags tadellos mit ein paar Beilagen aus. Kuchen am Nachmittag? Danke, musste nicht sein. Am Abendbrotstisch kündigten sich die ersten Vorboten eines wachsenden Appetits an, aber das fiel nicht weiter auf. Nein, Andrea war nicht dabei, wenn es passierte: nachts.

Das war meine Zeit, schon immer gewesen. Wahrscheinlich wurde der Keim für meine Nachtaktivität bereits gesetzt, als ich noch ein Kind war – die Zeit zwischen Einschlafen und Aufwachen fand ich immer viel spannender als den eigentlichen Tag. Im Hellen war alles klar, sichtbar, ja: durchschaubar. Aber was nachts geschah, in diesem fühlbaren, dröhnend stillen Dunkelgrau unserer Dreizimmerwohnung, auf den Straßen unserer Vorortsiedlung vor dem Küchenfenster, auf denen nur kleine Flecken beleuchtet waren, das lag für mich im Dunkeln, das war faszinierend.

Ich wusste inzwischen, wie die Nacht aussieht; seit ich Teenager war, hatte ich sie mir oft genug zum Tag gemacht. Gut 25 Jahre also wusste ich schon: Die Nacht war meine Zeit. Da war ich am besten, am Schönsten, am Fittesten, am Kreativsten. Früher bin ich nächtelang unterwegs gewesen, hatte einen Studentenjob bei der Post, drei Nächte in der Woche. Mit Ende 30 hatten sich meine Prioritäten dann etwas verschoben. Aber nicht einmal mein Kind hatte etwas daran geändert, dass ich selten vor zwei, drei Uhr nachts ins Bett fand. Und mein Job schon gar nicht – einem Text war es nämlich herzlich wurscht, um welche Zeit er geschrieben wurde.

Das Ganze war aber nicht nur schön. Im Gegenteil: Es machte mir in einer bestimmten Beziehung richtig Angst. Dummerweise hatte ich nämlich auch zu keiner anderen Zeit einen derart gesegneten Appetit wie zwischen der Geisterstunde und dem Morgengrauen. Gestern zum Beispiel lümmelte ich mit meinem Laptop auf dem Wohnzimmersofa herum, neben mir eine Packung mit schwedischen Haferkeksen – am Nachmittag zuvor von IKEA mitgebracht neben den Teelichtern und dem neuen Duschvorhang –, die eigentlich für den Sonntagskaffee übermorgen gedacht waren. Daraus wurde nichts, der Karton war fast leer. Meine Mutter würde sagen: Nervennahrung.

So gegen halb drei kämpfte ich mit mir um ein, zwei Scheiben Graubrot mit ein wenig Butter und diesem leckeren Weichkäse – und verlor. Das war keine Überraschung für mich; ich kannte das, meine Gedanken kreisten schon lange mehr um das Essen als um meinen Text. Meine Nerven und mein Bauch hätten eigentlich noch von den Keksen satt sein müssen, aber um diese nachtschlafende Zeit ging alles rein, ohne jeden Sättigungseffekt. Nachts war mein Geist nur pro forma willig, mein Fleisch versuchte nicht einmal mehr, Stärke auch nur vorzutäuschen.

Keiner wusste um die Mengen, die ich mir nachts genehmigte. Davon erzählte ich nichts, und ich hatte als Haupteinkäufer die Kontrolle über unsere Abstellkammer und den Kühlschrankinhalt. Andrea hatte sich mal über den säuerlichen Geruch gewundert, als ich gegen halb vier morgens unter die Bettdecke schlüpfte und vorher die Restbestände an Oliven und Schafskäse oral entsorgt hatte – das Zähneputzen danach hatte ich vergessen. Und Tom war schon beizeiten enttäuscht, wenn er samstags zum Fernsehabend die lang gehortete Tüte Chips nicht fand, weil ich sie 18 Stunden zuvor vollständig vernichtet hatte.

Das war der nächste Punkt, den ich beängstigend fand: Ich musste alles, was ich fand, komplett platt machen. Eine Handvoll Chips? Zwei Riegel Schokolade? Bloß drei Kekse? Keine Chance. Die Sache war die: Ich glaubte daran, dass ich den Versuchungen in der kommenden Nacht nur widerstehen konnte, wenn ich alle Risikofaktoren sofort aus dem Haus schaffte. Und zwar in meinen Magen. Mein neues, fressfreies Leben ging immer gleich morgens los. Blöd nur, dass auf diese Nacht ein Tag folgte, an dem Supermärkte geöffnet hatten. Apropos: War da nicht noch ein halber Liter Walnusseis im Tiefkühlschrank? Der müsste präventiv ja auch noch weg.

Ich habe Wege gesucht, aus diesem Teufelskreis auszubrechen. Früher schlafen gehen, denn wer schläft, nimmt keine

Nahrung auf. Nachts bloß noch Äpfel und Kohlrabi knabbern. Oder gar nichts mehr essen. Eine Zeitlang ging das ganz gut, vor allem im letzten halben Jahr. Aber die Küche mitsamt der angegliederten Speisekammer hatte auf mich – vor allem in der Nacht – eine magnetische Anziehungskraft. Ich schlich leise durch die Wohnung; ich kannte die Fußbodenstellen, wo die Dielen knarrten und umging sie. Man entwickelt eine besondere Aufmerksamkeit, wenn man nicht erwischt werden will. Vielleicht hatte ich davor am meisten Angst: Dass meine nächtlichen Fressattacken nicht mehr unbemerkt bleiben könnten. Vielleicht wäre ich aber auch erleichtert gewesen. Wie Triebtäter, die nach ihrer Verhaftung »Gott sei Dank, es ist vorbei« murmelten.

So stand es also um mich. Ein Kind der Nacht, das der Nacht nicht mehr so richtig gewachsen war. Den ganzen Tag lang war ich fest davon überzeugt, dass ich sehr wohl in der kommenden Nacht ohne Nahrung auskommen würde. Und dann war wieder alles egal. Seit gut zehn Tagen ging das schon so; ich war komplett in alte Muster zurückgefallen. Ich wusste wirklich nicht, wie das weitergehen sollte. Vielleicht hätte ich erstmal eine Nacht drüber schlafen sollen. Ein kleines Betthupferl wäre dann vorab aber noch ganz schön gewesen.

»Du brauchst Hilfe«, sagte Jutta.

Nicht, dass ich groß hausieren gegangen wäre mit meinen Motivationsschwierigkeiten, aber mein Projekt war inzwischen allseits bekannt. Einige meiner Freunde lasen die Blogtexte und waren somit umfassend über meine Entwicklung auf dem Gebiet der Gewichtsreduktion informiert. Und es war keine Entwicklung, die zu den schönsten Hoffnungen Anlass gab. Ich war offensichtlich weit von meiner Zielvorgabe entfernt.

Wir saßen in einem Café in Winterhude. Jutta nahm einen Schluck Latte Macchiato und stellte ihr Glas wieder auf den Unterteller. Ich fragte mich, ob sie den Keks noch essen würde, der darauf lag.

»Ach, ich weiß auch nicht«, sagte ich leicht resigniert. Ich hörte mich tatsächlich so an, wie ich mich fühlte: Wie ein Mann, der demnächst aufgeben würde.

»Ich weiß doch bereits alles. Ich kenne die Mechanismen vom Ab- und Zunehmen. Ich weiß, wie man sich richtig ernährt, wie man sich richtig bewegt – wer sollte mir da noch was beibringen?«

»Du brauchst auch niemanden für deinen Körper, sondern jemanden für deinen Kopf«, sagte Jutta. »Jemand, der dich wieder einnordet, dich in die Spur bringt, dich auf dein Ziel fokussiert.«

Sie trank noch einen Schluck von ihrem Kaffee, nahm den Keks zwischen Zeigefinger und Daumen, spielte gedankenverloren damit herum, biss aber nicht ab.

»Du brauchst einen Coach.«

Ich wandte den Blick vom Keks ab und sah sie an.

»Tschuldigung?«

Ist schon mal jemandem aufgefallen, dass ich ständig nachfragen muss?

»Einen Coach. Brauchst du. Glaube ich jedenfalls. Halt jemanden, der dich darin unterstützt, deine Ziele zu erreichen«.

Und wie der Teufel es so wollte: Jutta kannte da jemanden, eine gewisse Ute, die wäre zwar keine Gesundheits- und Diätexpertin, aber ihr Spezialgebiet sei Work-Life-Balance. Und besonders um die Balance ginge es bei mir, die fehlte irgendwie.

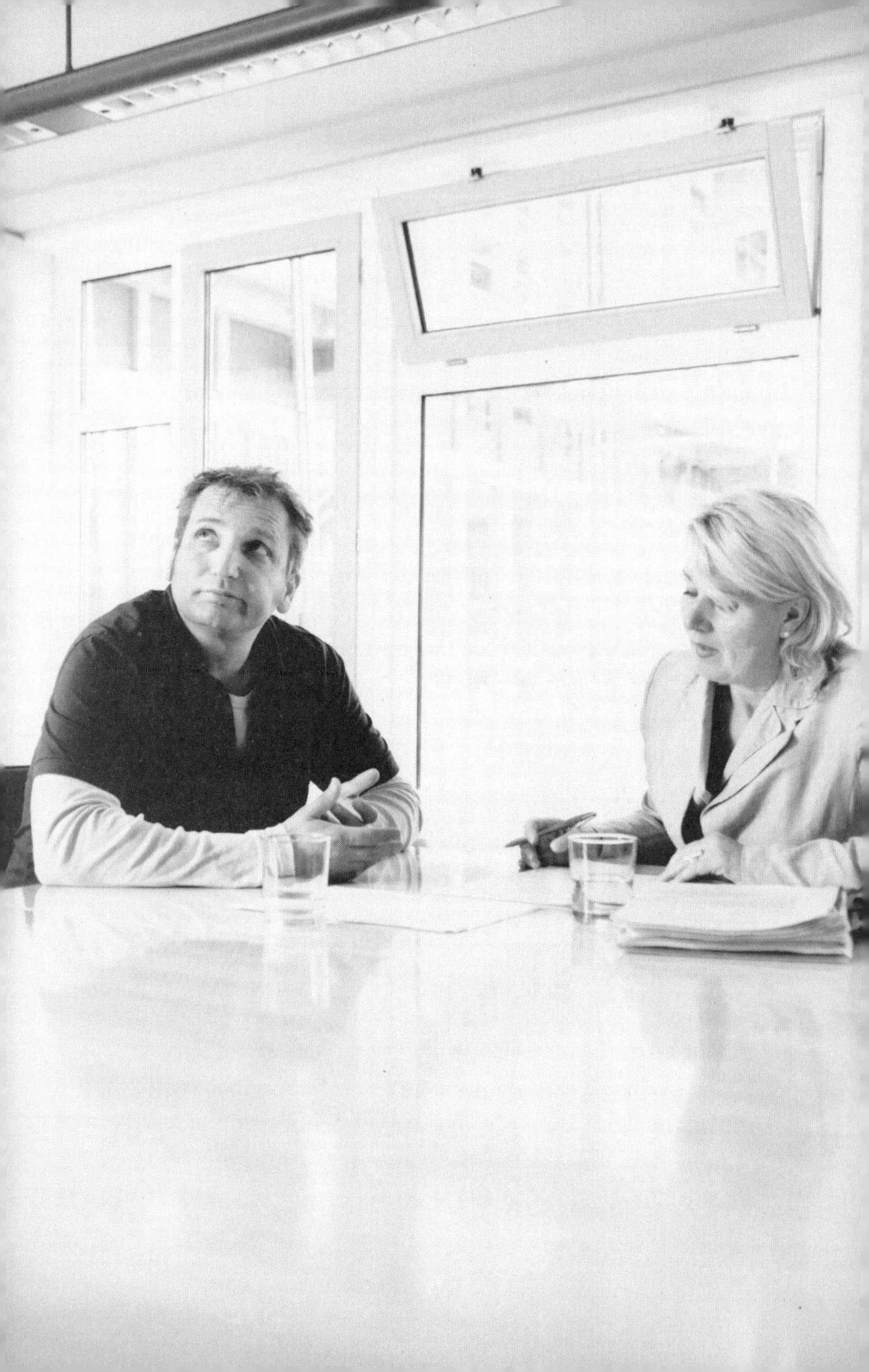

»Warte, ich schreib' dir mal die Nummer auf«, sagte Jutta. Sie griff nach ihrer Handtasche und wollte sie öffnen. Dabei bemerkte sie, dass sie den Keks noch immer zwischen den Fingern hielt. Sie sah ihn kurz an und schob ihn dann in einem Stück in den Mund, um die Hände frei zu bekommen.

War vielleicht besser so.

Auszüge aus dem Protokoll meiner ersten Coachingsitzung, erstellt vom Coach Ute Landwehr-von Brock:

»Zielformulierung durch Stephan Bartels:
»In zehn Wochen wiege ich 89,9 kg. Ein mir wichtiges Zwischenziel hierzu ist, an meinem Hochzeitstag nicht mehr als 92 kg zu wiegen.«
• Frau Landwehr-von Brock erläutert die Methode wie folgt: Coaching ist eine Methode, durch die der Kunde befähigt wird, zieldienlich für sein Vorhaben zu denken, zu sprechen und entsprechend zu handeln. Coaching ist Hilfe zur Selbsthilfe und stärkt die Selbstverantwortung des Kunden für die Angelegenheiten, die er für sich regeln möchte. Die Aufgabe des Coaches ist es hier, den Kunden »in der Spur zu halten«, damit er das sich gesetzte Ziel erreicht. Coaching ist keine Beratung oder therapeutische Hilfe.
• Herr Bartels erläutert, dass er zwar in den letzen Monaten (wie im Blog beschrieben) abgenommen hat, aber mit dem Tempo und dem Ergebnis des Abnehmens nicht zufrieden ist. Den Indikator »Unzufriedenheit« macht Herr Bartels an Folgendem fest:
• »Es kostet mich derzeit Überwindung, zum Sport zu gehen.«
• »Ich bringe gerade keine Disziplin auf.«
• »Jedes Kilo mehr auf der Waage nimmt mir mein Selbstbewusstsein.«

• »Wenn ich schlanker bin, fühle ich mich größer.«

• »Größe macht mehr Eindruck.«

• »Dicksein erweckt bei mir Scham.«

• »Wenn ich dick bin, habe ich das Gefühl, mich ständig dafür entschuldigen zu müssen.«

• »Wenn ich dünner bin, kann ich mich besser artikulieren, kann besser vertreten, was ich selber will.«

Mit dem Gewicht von 92 kg assoziiert Herr Bartels ein anderes/besseres Körpergefühl und eine andere/bessere Haltung:

• »Da passe ich wieder in meine Skihose.«

• »Ich habe zu meiner Hochzeit vor drei Jahren 92 kg gewogen und habe mich rund herum super gefühlt.«

Es stellt sich heraus, dass jedoch für Herrn Bartels eine »8« als erste Ziffer auf der Waage eine noch stärkere Sogkraft entwickelt und dieses das eigentlich angestrebte Ziel sein muss.

– 5-Punkte-Check:

Ergebnis: s.o. als Ziel formuliert,

Realisierbarkeit: Ein wie oben benanntes Vorhaben zu realisieren, sieht Herr Bartels als möglich an.

Turn-on:

• »An meinem 3. Hochzeitstag das Gleiche zu wiegen wie an meiner eigentlichen Hochzeit ist klasse.«

• »Zum nächsten Skiurlaub wieder in meine Skihose zu passen, ist super« etc.

• Dringlichkeit: »Ich will nicht mehr auf ein gutes Körpergefühl, Selbstbewusstsein, auf Attraktivität verzichten müssen, ich will mich nicht mehr schämen müssen.«

• Bereitschaft, angemessen in Aktion zu treten: Spiegelt sich durch den nächsten vereinbarten Termin und durch die vereinbarten Aufgaben/den Aktionsplan wider.

• Hinsichtlich ihres Commitments sagt Frau Landwehr-von Brock Herrn Bartels zu, ihn darin zu befähigen, dass er das für sich formulierte Ziel (s. o.) erreichen kann. Es ist Aufgabe des Coach, den Kunden während des ganzen Prozesses »in der Zielspur zu halten«. Für das Nicht-Handeln oder Unterlassen von – für die Zielerreichung notwendiger – Schritte übernimmt Frau Landwehr-von Brock nicht die Verantwortung.

5. Frau Landwehr-von Brock erläutert das Prinzip des Etappenplans als Instrument zur Zielerreichung. Zur Halbzeit sollte ein exakt definiertes Teilziel erreicht sein, aus dem sich alle weiteren Aktionspläne (voraussichtlich Wochenpläne) und deren jeweils zu vereinbarenden Ergebnisse ableiten lassen.

Aktionsplan für die kommende Woche:
1) Sport:
Samstag: Fußballspielen im Park mit Tom
Sonntag: Pause
Montag: morgens 2 Stunden Fitnessstudio, davon mindestens 1 Stunde Crosstrainer
Dienstag: 1 Stunde Fitnessstudio (ohne Muskelaufbau)
Mittwoch: 2 Stunden Fitnessstudio

2) Ernährung:
** täglich mindestens 2,5 Liter Wasser trinken*
** fettarme Ernährung*
** Süßes weglassen*

3) Reflexion über Aufgerichtetheit/aufrechte Haltung im Kontext zu Selbstvertrauen.
Wenn die Disziplin ins Wanken gerät: sich den zukünftigen Zu-

stand »gutes Körpergefühl« visualisieren, sich wieder an die Motivation der Zielerreichung anbinden.
Als Folgetermin wird ein Telefonat am kommenden Donnerstag um 10.30 Uhr vereinbart.«

Kapitel 20

Dick im Geschäft

Tag 223: 104,4 Kilo

Ich saß in der Küche, mein Laptop stand vor mir, ein Becher Tee daneben, mitten in den Krümeln von dem Stück Christstollen, das ich gerade gegessen hatte. Ich hatte ein paar Stunden zuvor meinen neuesten Blog-Eintrag ins Netz gestellt, wieder einmal ohne Erfolgsmeldung: Das Gewicht wollte einfach nicht sinken. Und das erzeugte allmählich Unmut unter meinen Lesern.

User MaGa zum Beispiel schrieb: »Also, ich verfolge dein Auf und Ab schon eine längere Zeit und manchmal muss ich dann schon den Kopf schütteln…«

Pöh. Na toll. Was soll ich denn sagen? Was meint der wohl, wie *ich* mich fühlte, wenn ich morgens auf die Waage stieg? Der Nächste – er nannte sich »Kilo-Killer 2« – war allerdings auch nur bedingt gnädiger: »Ja – ist schön geschrieben, aber was hat das mit Killer-Kilo-ich-will-unter-90-Kilo-kommen zu tun? Nächste Woche bitte mehr.« Wenigstens mochte er mich lesen, das war ja auch was. Genau wie jemand, der unter dem Pseudonym J.S. kommentierte. Aber auch ihm fehlte Essentielles, nämlich »die Verpflichtung, dem Titel deines Abnehmer-Tagebuches gerecht zu werden. Was ist aus dem Kilo-Killer geworden? Wo sind die Mut machenden Tipps und Zusprüche für uns gewichtsmäßig herausgeforderten Trimm-Traber? Stephan, Weihnachten steht vor der Tür. Ich hoffe, wir passen da durch…«

Lustig, haha. Ich dachte, ich wäre hier für die Sprüche zuständig. Aber da waren noch mehr von solchen Scherzkeksen.

»Hi Stephan, du solltest noch 'ne Nachkomma-Stelle einführen, das würde die »Erfolge« nochmal deutlich besser illustrieren!«, schrieb ein gewisser Chris.

So langsam wurde ich sauer. Was bildeten sich diese Typen eigentlich ein? Kann man jemandem, der sich in die Öffentlichkeit begibt, alles an den Kopf werfen? Ich dachte kurz nach. Ja, wahrscheinlich darf man das. Das Internet ist zwar für anderes erfunden worden, aber ich hätte wissen müssen, dass ich jegliche Form von Reaktionen mit meinem Blog provozierte. Und nun merkte ich, dass mein Fell gar nicht so dick war, wie ich immer gedacht hatte.

Es wurde nicht besser mit dem nächsten Kommentar.

»Ewig die Rumheulerei…«, kam da von User Lollipop. »Ich hoffe, du bist im restlichen Leben konsequenter. Momentan liest es sich so, als wenn jemand mit chronischen Erektionsstörungen einen Sexblog schreibt…«

Ach, leck mich doch. Und, was will der Nächste, hä?

»Bitte, Herr Bartels, scheitern Sie weiter! Aber bitte bleiben Sie uns noch im Blog erhalten, geben Sie sich für die Rolle des Sandsacks her. Wie geht's Ihrem Stolz? Grüße, Hokuma.«

Stolz. Ich musste schlucken. Treffer, versenkt, Hokuma. Stolz war ein wunder Punkt bei mir. Ich war zwar immer noch sauer und genervt auf diese ganzen Kommentarschreiber, aber es legte sich gerade ein anderes Gefühl darüber, eine Mischung aus Scham und Resignation. Ich erinnerte mich schwach an meine Motivation, mich vor mehr als einem halben Jahr auf diesen Weblog einzulassen: Ich wollte Kontrolle, ich wollte eine Instanz, die mich diszipliniert. Was ich damals nicht bedacht hatte: Was war, wenn es nicht funktionierte? Wenn ich meinen Controllern nichts anzubieten hatte als mein Scheitern? Wenn nicht einmal 12.000 Blogleser jede Woche es schafften, mich ins Fitnessstudio zu treiben und mir die Lust auf Lübecker Marzipan zu nehmen? Würde mein Stolz es aushalten, wenn ich im Begriff war zu scheitern?

Ich war an diesem Punkt angelangt. Ich spürte es körperlich, und zwar an den Seiten des Bauches und in der Brust. An diesen Stellen lagen imaginäre Zentner, die mein Leben in dieser Zeit bleischwer machten und meine Energie absorbierten. Ich war so... müde. Ohne jede Widerstandskraft.

Es war Advent. Überall standen bunte Teller herum. Ich hatte wieder mal viel in der »Brigitte«-Redaktion zu tun, einer Umgebung, in der schon in Nicht-Weihnachtszeiten eine nimmer versiegende Quelle an Schokolade, Keksen, Bonbons und Kuchen plätscherte – allein schon deshalb, weil es die schöne Tradition gab, von Dienstreisen immer eine typische regionale Spezialität des Zielorts für die Daheimgebliebenen mitzubringen. Damit konnte ich in den vergangenen Monaten erstaunlich gut umgehen. Doch dann potenzierte sich das Angebot. Im Sekretariat stand immer ein großer Teller mit Süßigkeiten. Jedes Mal, wenn ich daran vorbeigehen wollte, blieb ich davor stehen und starrte ihn an.

Du brauchst das nicht, sagte eine Stimme in mir, während ich mich langsam wegdrehte.

Ich schaute noch einmal hin. Mini-Snickers lagen da. Und Nougat-Eier. Eier? An Weihnachten? Seltsam.

War doch gerade erst Mittagessen, mein Junge, sagte die

Stimme, ist bloß 'ne halbe Stunde her. Wie fühlt sich dein Bauch an, na?

Ich prüfte nach. Voll, definitiv.

Also, sagte die Stimme, nimm deine Papierausdrucke, dreh dich um und geh!

Ich nahm meine Papierausdrucke, schnappte mir ein Mini-Bounty und einen Schoko-Tannenzapfen, drehte mich um und ging.

Ich hörte meine innere Stimme tief seufzen.

Verdammt. Und ich wollte ein Kilo-Killer sein? Von wegen. Ich nahm jeden bunten Teller mit, der sich mir in den Weg stellte. Ich aß Apfel, Nuss und Mandelkern, und zwar kandiert. Die Ente in der Kantine, Grünkohl bei meiner Oma, leckeren Stollen bei Muttern… und den Sport stellte ich vorläufig ein. Ich machte es mir gemütlich zwischen der nächsten Mahlzeit und dem ewig wiederkehrenden Tagesmantra: Morgen. Morgen fang ich wieder an, echt jetzt. Ich hatte einfach aufgehört, mich gegen meinen auferstandenen inneren Schweinehund zu wehren. Die Waage hatte ich seit der Woche vor Heiligabend nicht mehr betreten, weil ich ahnte, dass mich nicht glücklich machen würde, was ich sehen würde. Warte noch, dachte ich, warte, bis du wieder in der Spur bist, bis du spürst, dass die Ablagerungen im Hüftbereich wieder verschwinden. Warum sich jetzt mit Zahlen belasten, die einem eh' nur schlechte Laune machen?

Sie verschwanden nicht, die Ablagerungen. Ich stieg immer noch nicht auf die Waage. Schlechte Laune bekam ich trotzdem.

Zwei Wochen und drei Tage habe ich nichts gemacht außer essen und auf dem Sofa sitzen (mit Ausnahme der »Brigitte«-Weihnachtsfeier: Da habe ich bis um halb vier morgens wild

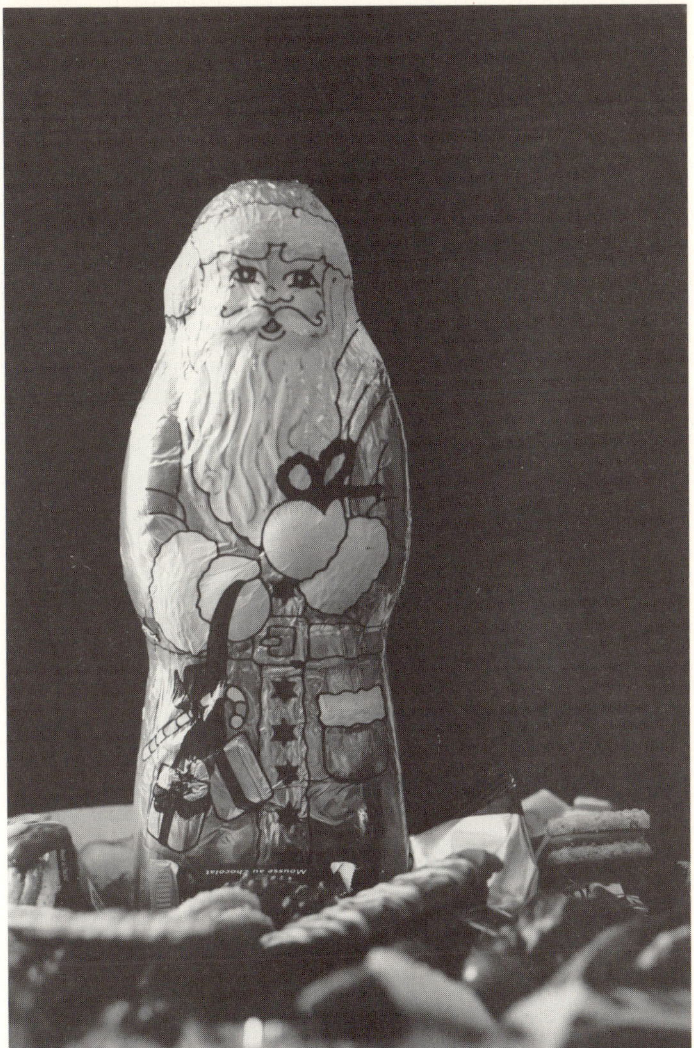

getanzt. Aber auch nur, weil ich wie immer das einzige Mal im Jahr betrunken war. Ich mache mir nichts aus Alkohol, nur auf der Weihnachtsfeier trinke ich jedes Jahr mit Entzücken ohne Ende Caipirinha und überzeuge mich davon, dass Alkohol tatsächlich enthemmt). Das Rumhängen hatte ich mir irgendwie verdient, fand ich mit stillem Trotz. Es ist ein teures Sofa, und es muss ja auch abgewohnt werden. Generell komme ich über das Jahr verteilt selten zum Sofaabwohnen. Und das mit dem Essen verbuchte ich auch unter »ausnahmsweise okay«. Quasi als Entschädigung für den zähen Kampf um die Kilos, den ich seit fast sieben Monaten führte. Das Schöne am Selbstbetrug ist ja, dass einem die Wahrheit gerade mal wurscht ist, am besten Nürnberger Rostbratwurscht (die gab's am 27. Dezember mit Kartoffelpüree und den Rotkohlresten vom zweiten Weihnachtstag, lecker). Aber die Wahrheit holt einen ein, früher oder später. 104,4 Wahrheiten waren es in meinem Fall.

Am Neujahrstag kamen wir aus St. Peter-Ording zurück. Dort feierten wir Silvester. Vielmehr: Wir glitten ruhig in das neue Jahr, mit Pokern, Lesen, Naschen. Jetzt waren wir wieder da, tranken Kaffee und aßen die letzten Stücke vom Mohnkuchen, den Andrea gestern gebacken hatte – der mit den zwei Bechern Sahne drin und der Schokoglasur obendrauf. Sie hatte mich am Anfang der Kilo-Killerei mal gefragt, wie sie sich verhalten sollte: nur noch gesund kochen? Aus Solidarität Verzicht üben? Ob mir das helfen würde? Ich hatte gelacht.

»Nee, auf keinen Fall«, sagte ich. »Ich möchte, dass du das isst, was du willst. Wenn es sich deckt – fein. Wenn nicht, macht sich jeder sein Essen.« Wir wären schließlich erwachsen, sagte ich, und überhaupt wäre das eine Charakterfrage, andere sollten nicht durch meine persönlichen Befindlichkeiten belästigt werden. Und ich hätte schließlich auch meinen Stolz, sagte ich. Damals stimmte das. Heute stand ich an der Spüle und biss in ein Stück Mohnkuchen mit Schokoglasur. Es war kein kleines.

»Sag mal, dein Bauch...«, sagte meine Frau und sah mir mit einer Mischung aus Faszination und Verblüffung auf die Mitte meines Körpers. Ich hörte auf zu kauen. Ich wusste, was sie meinte. Komisch, dass sie erst jetzt damit kam, dachte ich. Leute, die dich jeden Tag sehen, merken immer als Letzte, wenn du dich veränderst. Zuletzt hatte sie mit mir vor vier Wochen über mein Erscheinungsbild gesprochen. Die Veränderung seitdem war dramatisch, das wusste ich schon. Aber ich hatte es verdrängt, so gut es ging. Und jetzt ging es nicht mehr, weil meine Frau sich einschaltete. Die Kante der Spüle drückte meinen Rücken nach vorn, den Bauch mithin. Ich sah von oben die stattliche Rundung in meiner Körpermitte. Meine Füße konnte ich nicht mal mehr erahnen. Ich versuchte es mit einem Taschenspielertrick.

»Was is'n damit?«, fragte ich mit halbvollem Mund. »Ich stehe bloß ungünstig. Guck!«

Ich drückte mich von der Kante weg, stellte mich kerzengerade hin und zog zeitgleich mit Macht den Bauch ein. Er war immer noch da. Meine Füße nicht. Andrea sagte nichts. Dann gluckste es aus ihrer Richtung. Und dann lachte sie los, laut, schallend, minutenlang.

Am nächsten Morgen bestieg ich die Waage.

104,4 Kilo. Verdammte Scheiße.

Bei allem, was ich als Kilo-Killer je vorhatte – meine niemals ausgesprochene Minimalforderung an mich selbst war: nie wieder mehr als 100 Kilo wiegen. Und jetzt das. Gescheitert, auf ganzer Linie gescheitert.

Hakuma, der Blogleser, hatte die alles entscheidende Frage gestellt.

Wie ging es eigentlich meinem Stolz?

Nicht so gut. Der war ziemlich gekränkt. Ich wusste, dass jetzt die Blicke wieder alles sagten: Aha, da isser ja, der Bauch. Willkommen zurück, wir haben dich schon erwartet. Fragen würde es nicht geben, Gewichtszunahmen passierten in der Regel still. Jedenfalls für den, der zunimmt. Alle anderen redeten schon darüber, nämlich hinter dem dicken Rücken des Betroffenen. Das war ätzend. Du weißt genau: Jeder sieht es, jeder denkt sich seinen Teil, keiner sagt etwas. Zum Kotzen.

Auch nicht schön: Ich musste schon jetzt meinem Coach beichten, dass ich zu- und nicht abgenommen hatte. Sie konnte nichts dafür, ich war einfach noch nicht bereit für sie.

Und dann waren da noch die Leser im Blog. Ich hatte in den letzten Wochen keine besonders guten Kritiken bekommen, als ich kaum ab- oder eher ein bisschen zugenommen hatte. Schon da wollten mich einige in der Luft zerreißen. Was würde das www-Volk erst sagen, wenn ich jetzt mit dieser Zahl ankommen würde?

Da wäre was los.

Und… wenn ich's gar nicht erzählte?

Wenn ich so tat, als ob das alles gar nicht so schlimm wäre? Einfach eine andere Zahl ins weltweite Netz warf?

Wir waren ja nicht wirklich bei den Weight Watchers. Da gab es keine eingebaute Waage im Internet, noch nicht. Nicht mal ein neues Foto von mir. Nur mein Wort, meine Angaben, auf denen die Texte basierten und die Kommentare…

Ich setzte mich später an meinen Laptop. Ein neuer Blog-Eintrag war fällig. Ich zögerte kurz. Dann tippte ich eine Zahl: 99,6. Die Lüge war in der Welt.

Kapitel 21

Bauch in Gefahr

Tag 237: 101,7 Kilo

Freitag, Sonntag, Montag, Mittwoch, Freitag, Sonntag, Dienstag, Mittwoch. Acht Mal war ich in den letzten zwei Wochen im Fitnessstudio, in Zahlen: 8! Das hieß in noch mehr Zahlen: In den letzten zwei Wochen hatte ich 520 Minuten auf dem Crosstrainer verbracht (macht bei 13 verbrannten Kalorien pro Minute 6.760 Kalorien), drei Mal acht muskelaufbauende Geräte benutzt und fünf Mal 20 Minuten lang auf einer Power Plate gestanden – ein neues, spektakuläres Gerät, was neuerdings in meinem Fitnessstudio herumstand und verblüffende Dinge mit den Muskeln anstellte. Ungefähr 85 Kilometer Fahrradfahren an der frischen (und in diesen Tagen nicht selten feuchten) Hamburger Luft kamen noch mal gratis obendrauf. Darüber hinaus war meine Ernährung derzeit weitgehend fettbefreit, nach meiner bewährten Pi-mal-Daumen-Weight-Watcher-Verköstigung bin ich an dreizehn von vierzehn Tagen komplett in meinem selbstdefinierten Rahmen geblieben. Rohkost und Fettarmes am Abendbrottisch, wieder nur Gemüse und Reis oder Kartoffeln in der Kantine, begleitet von einem Viertel Ananas oder Obstsalat.

Das war irgendwie nicht für alle schön – ich wurde zwar

durchaus gelobt dafür, dass ich wieder einmal den Rückwärtsgang eingelegt hatte, aber ich merkte auch, dass einige meiner Kollegen durch mein Tun begannen, mit sich und ihrem Essprogramm zu hadern. Es kam schon vor, dass die eine oder andere Kollegin von ihrem Bauernfrühstück oder dem Backesholzer Nudelauflauf zu meinem Teller blickte und einen Satz mit »Eigentlich sollte ich…« begann. Das war ein unerwünschter Nebeneffekt meiner Ernährung: Ich machte den anderen ein schlechtes Gewissen. Das war blöd, ein schlechtes Gewissen hilft höchstens bei der Aufklärung von Kapitalverbrechen. Ein Wiener Schnitzel mit Pommes ist keins. Ich aß es trotzdem nicht.

Offen gestanden: Ich war schon ein bisschen beeindruckt von mir selbst. Als ich auf der Waage stand und dort die 104,4 aufblinkte, war ich zuerst abwechselnd deprimiert und schuldbewusst. Und dann machte es »Klick«: Mein innerer Schalter hatte sich wieder umgelegt, mit einem lauten, satten Ton, der bestimmt noch zwei Stockwerke über mir zu hören gewesen war. In diesem Moment wusste ich, dass der Kilo-Killer aus seinen ausgedehnten Weihnachtsferien zurückgekehrt war.

Es war wohl ein heilsamer Schock, die 1 vorne zu sehen. Und ich hatte in diesem Moment nicht den Hauch von Zweifel, dass es von da an erst richtig losgehen würde. Ich freute mich tatsächlich ein bisschen darüber, dass jetzt der 2. Januar war. Neues Jahr, neues Glück. Ich fühlte mich sofort anders. Das war mir nicht neu, aber es verblüffte mich immer wieder, wie das so klappte mit dem munteren Springen zwischen den Extremen: An einem Tag noch warf ich mir eine Tüte Chips ein, gern ein halbes Marzipanbrot auf ex hinterher – und 24 Stunden später knabberte ich an einem Kohlrabi herum und hatte das Gefühl, gleich zu platzen. Es heißt immer, das Gehirn sei das wichtigste Sexualorgan. Kann schon sein. Fürs Abnehmen jedenfalls fiel mir keines ein, das irgendwie nützlicher gewesen wäre.

Aber bevor ich mir zu selbstgefällig auf die Schulter klopfte, sah ich mir nochmal die nackten Zahlen an. Ich befand mich immer noch im dreistelligen Bereich. Es standen nach diesen 14 Tagen zwar immerhin 2,7 Kilo weniger zu Buche, aber das war, bei aller Disziplin und Liebe, nun wirklich kein Wert, für den man jetzt stehenden Applaus bekam und zu Johannes B. Kerner eingeladen wurde. Womöglich wäre sogar noch ein bisschen mehr drin gewesen. Wenn der Samstag nicht gewesen wäre. Der schlug ein wenig aus der Art.

Bei uns fand an diesem Abend ein Doppelkopf-Turnier statt. War die Idee meiner Frau. Die ist passionierte Spielerin. Als wir uns kennenlernten, war ihre dritte Frage an mich: »Kannst du eigentlich Skat?«, gleich nach »Sag mal, sind das deine Zigaretten?« und »Echt, du studierst auf Lehramt?« Außerdem hatte sie sich im Laufe der letzten Jahre landesweit einen Namen als perfekte Gastgeberin gemacht. Also hatten wir für zwölf Zocker ein 1A-Büfett gezaubert: Kartoffelsalat, Frikadellen, Tomatensuppe mit Hackklößchen (wahlweise vegetarisch), eine Käseplatte, Rote Grütze mit Vanilleeis... Das allein wäre nicht so wild gewesen, denn ich hatte den ganzen Tag nichts gegessen – vorausschauende Kompensation. Und zwei Buletten mit drei Löffeln Mayonaisesalat fand ich schon in Ordnung und verzeihlich. Fertig gemacht hatten mich die kleinen Schälchen, die meine Gattin auf die Spieltische verteilt hat. Chips. Haribo-Colorado. Und vor allem: Maomam Kracher. Meiner bescheidenen Meinung nach das leckerste Naschwerk, das man für Geld kaufen kann. Teufelszeug, verfluchtes.

»Diese Kracher, Andrea – musste das sein?«, fragte ich meine Gattin tadelnd. »Du weißt doch, wie sehr ich auf die abfahre.«

Sie tätschelte mir den Bauch und lächelte milde.

»Erstens waren die für die anderen gedacht«, sagte sie. »Und zweitens hast du sie selbst in den Einkaufswagen gelegt. Schon vergessen?«

Stimmt. Verdammt. Immer diese Rückfallgefahr.

Kurzum: Ich bin siebter geworden. Und hatte Sonntag kurzfristig ein gutes Kilo mehr auf der Waage. Ich konnte damit

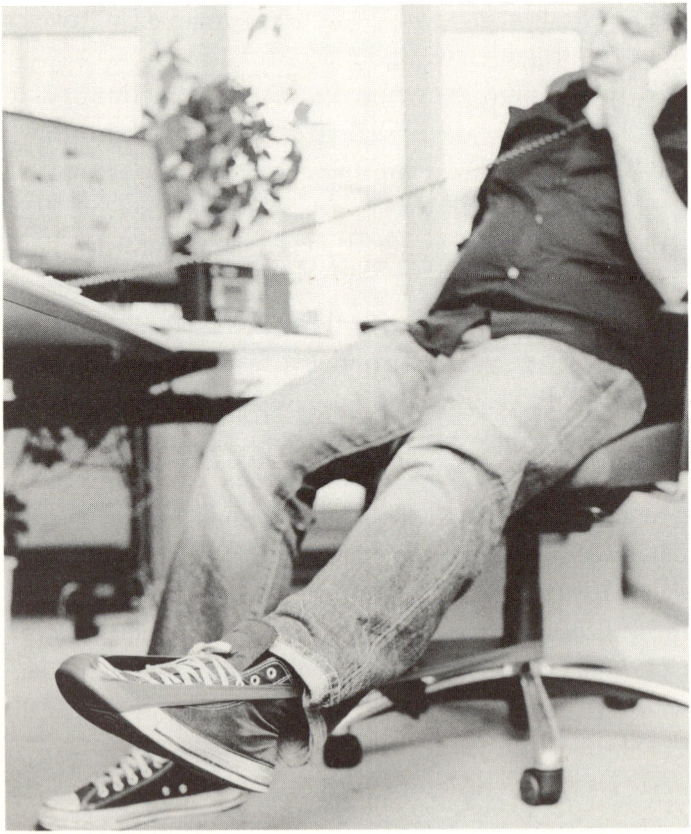

eigentlich ganz gut leben, weil ich wusste, dass ich mich eigentlich gerade im richtigen Modus befand. Aber ich musste schon wieder daran denken, was die Bloggemeinde in diesem Moment geschrieben hätte. MaGa zum Beispiel, der mir beim letzten Mal einen sehr ausgefeilten Ernährungsplan mit auf den Weg gegeben hatte. Oder ein gewisser KingCole, der mir riet, ich sollte mal mit der »Selbstverarsche« aufhören und mir den Unterschied zwischen »Willpower und Wantpower« vergegenwärtigen. Und dass ich nicht so viele verschiedene Methoden ausprobieren, sondern lieber bei einer bleiben sollte. Überhaupt: Was denn eigentlich die Nummer mit dem Motivationscoach soll, fragte er.

Na ja. Das belegte folgender Auszug aus einem Telefonat.

Coach: »Hallo Stephan. Wie läuft's?«

Kilo-Killer: »Hi Ute. Du, super! Ich bin total zufrieden mit mir im Moment.«

Coach: »Erzähl mal.«

Kilo-Killer: »Also, ich war jetzt acht Mal beim Sport in den letzten zwei Wochen.«

Coach: »Und an den anderen sechs Tagen?«

Kilo-Killer: »Hä?«

Coach: »Zwei Wochen, das sind 14 Tage, nicht acht.«

Kilo-Killer (versucht einen Scherz): »Da hat der Herr geruht.«

(Kurze Pause)

Coach: »Hm. Wieviel hast du abgenommen?«

Kilo-Killer: »Fast drei Kilo.«

Coach: »Und du bist sicher, dass da nicht mehr drin war? Mehr Sport zum Beispiel? Überhaupt, hast du dich durchgehend gut ernährt?«

Kilo-Killer: »Ja. Schon. Also, fast. Da war bloß dieses Doko-Turnier…«

Coach: »Entschuldigung: Doko-Turnier?«

Kilo-Killer: »Doko, das steht für Doppelkopf. Du weißt schon, dieses Spiel, 48 Karten, die Kreuz-Damen sind…«

Coach: »Schon gut, ich weiß.«

Kilo-Killer: »Ich bin siebter geworden.«

Coach: »Glückwunsch. Was ich allerdings noch nicht verstanden habe: Wieso hindert dich ein Kartenspiel am Abnehmen?«

Kilo-Killer: »Es gab eben auch was zu essen.«

Coach: »Das ist doch okay. Essen muss man ja, auch wenn man abnehmen will.«

Kilo-Killer: »Ja, aber vielleicht lieber nicht… Chips und so.«

Coach: »Ach. Du hast Chips gegessen?«

Kilo-Killer: »Ja. Und… Süßigkeiten, die leider auch.«

Coach: »Warum?«

Kilo-Killer: »Wie bitte?«

(Kilo-Killer will Zeit gewinnen)

Coach: »Warum hast du Chips und Süßigkeiten gegessen?«

Kilo-Killer: »Weil … ich weiß auch nicht … Ich glaube, letztendlich: weil das Zeug da war.«

(Längere Pause)

Coach: »Du hast noch unser Ziel im Auge?«

Kilo-Killer: »Äh… ja, doch.«

Coach: »Würdest du es bitte nochmal formulieren?«

Kilo-Killer: »89,9 Kilo zu Beginn des Skiurlaubs?«

Coach: »War das eine Frage?«

Kilo-Killer: »Nee. Wieso?«

Coach: »Hörte sich so an. Also bitte einmal im ganzen Satz.«

Kilo-Killer: »Ich möchte spätestens zu Beginn meines Skiurlaubs 89,9 Kilo wiegen.«

Coach: »Sehr gut. Und jetzt schauen wir uns mal gemeinsam an, ob es da nicht noch zusätzliche Möglichkeiten für dich gibt.«

So. Dafür hatte ich also meinen Coach. Und was soll ich sagen: Mein Bauch hatte echt Angst vor ihr.

Kapitel 22

Keine Wendemöglichkeit

Tag 247: 99,9 Kilo

Die ersten beiden Kilometer auf dem Weg zu meiner Arbeit führen den Leinpfad entlang. Das ist definitiv eine der schönsten Straßen Hamburgs: Rechts der Alsterlauf, links haufenweise Kraftfahrzeuge der gehobenen Preisklasse, ein paar richtig schicke Villen dahinter. Zwei davon haben Rudolf Augstein gehört, der holländische Nationalspieler Khalid Boulahrouz hatte während seiner Zeit beim HSV hier gewohnt, und auf dem letzten Stück, kurz bevor der Fluss hinter der Krugkoppelbrücke zur großen Außenalster wird, parkte immer dieser komische Pickup von Tim Mälzer, bis er ihn mal irgendwann karitativ versteigert hatte. Ziemlich genau an dieser Stelle tauchte plötzlich ein Schild auf, das sonst nicht da gewesen war: Sackgasse. Und kleiner darunter stand: Keine Wendemöglichkeit.

Ich konnte schon von Weitem sehen, was da los war. Knapp 200 Meter entfernt versperrte ein Kran die gesamte Fahrbahn, er stand vor einem aufwändigen Neubau. Ich war mit dem Fahrrad unterwegs, deshalb störte mich das Hindernis nicht sonderlich; der Gehweg war zwar noch voller Schneematsch, aber ansonsten frei befahrbar. Als ich auf das Baustellenfahrzeug zufuhr, dachte ich über das Schild nach.

»Keine Wendemöglichkeit.« Hm. Wirklich?

Selbst wenn ich heute im Auto gesessen hätte, wäre das möglich gewesen. Die Straße war fünf Meter breit, mindestens, und mein Auto nur 4,39 Meter lang, das ergab gute 60 Zentimeter Rangiermasse. Ich hätte auch die Lücken zwischen den parkenden Autos zum Wenden benutzen können, oder wäre einfach rückwärts gefahren. Während ich so träge dahin radelte, bemützt, behandschuht und Damien Rice via iPod im Ohr, verfestigte sich in meinem müden Kopf plötzlich ein Satz.

Im Leben gibt es immer eine Wendemöglichkeit.

Huch. Hatte ich das gerade wirklich gedacht? Ja, hatte ich. Ich war ein bisschen ergriffen von mir selbst. Ich dachte zwar immer relativ viel, aber das meiste war blanker Unsinn oder nicht jugendfrei. Deshalb fühlte ich mich ziemlich weise in diesem Moment, für halb neun Uhr morgens sowieso.

Auf den folgenden fünf Kilometern dachte ich dann sehr angestrengt über die Sackgassen und Wendepunkte in meinem Leben nach. Und stellte fest, dass es einige gab, die mit meinem Gewicht zusammenhingen. Nicht nur in den letzten fast 250 Tagen.

Zum Beispiel vor fast sieben Jahren, als ich noch 117 Kilo gewogen hatte – bis heute mein persönlicher Highscore. Ich war damals zweifelsfrei davon überzeugt: Das war's. Davon kommst du nicht mehr weg. Den Rest deines Lebens wirst du ein kurzatmiger Fettsack bleiben, mit einer unheilbaren Schwäche für Kartoffelchips und Hackfleischprodukte. Ich hatte jahrelang keine Idee, wie ich dünner werden sollte, nicht einmal eine ernsthafte Motivation. Dass es dann tatsächlich bloß ein Urlaubsfoto gewesen war, das mich ernsthaft dazu getrieben hat, von meiner Speckschicht Abschied zu nehmen, fand ich bemerkenswert. Mein verdrängtes Leiden brauchte nur einen visuellen Reiz, um wieder akut zu werden.

Es ging doch. Der Punkt war bloß: Ich war ständig in Gefahr, sehenden Auges in Sackgassen zu laufen. Wendemöglichkeiten gab es in alle Richtungen: Ich hatte die 100-Kilo-Marke nach beiden Seiten öfter überquert als die Grenze zu Dänemark, und da war ich ziemlich häufig gewesen. In jenem Moment, an jenem kalten, grauen Wintermorgen auf meinem Fahrrad, war ich auf einem guten Weg – ich lag zum ersten Mal in diesem Jahr unter 100 Kilo, nichts war schwer, ich war diszipliniert, fokussiert, motiviert. Eine Momentaufnahme. Ich wusste: Es würden wieder diese lausigen Tage kommen, vier, fünf am Stück, vielleicht ein paar Wochen sogar, in denen mich der Crosstrainer nur noch quälte und ich mich maximal dazu motivieren konnte, eine Familienpackung Maomam Kracher platt zu machen. Ich wusste es einfach. Und vielleicht würde ich mich dann fühlen wie Rainer Hunold.

Von dem hatte ich gerade gelesen, er fühle sich als Dicker in Deutschland diskriminiert. Was stand da nochmal? »Man findet ab Konfektionsgröße 58 in der Bekleidungsindustrie nicht mehr statt. Das ärgert mich. Es ist ja nicht nur so, dass man fast ausschließlich Hosen findet, die kneifen – oder rote Cordjeans. Das Problem geht tiefer. Hier zu Lande sollen sich Dicke in graue Windjacken hüllen und depressiv durch die Gegend laufen. Man ist als Mensch mit Übergewicht in diesem Land stigmatisiert.«

120 Kilo bei 1,82 Meter wiegt er, das war in etwa die Problemzone, von der aus ich vor sieben Jahren mal gestartet war. Und er hatte Recht. Klamottenmäßig war man nicht besonders weit vorn mit einem BMI über 35. Jetzt fiel mir auch wieder ein, dass ich ihn neulich in dieser C&A-Werbung gesehen

hatte, in der Hunold jetzt Mode für Mollige bewarb, die Musik dazu war »Sexbomb« von Tom Jones. Ich weiß noch, dass ich das ziemlich cool fand, selbstironisch irgendwie.

Der Mann hatte aber noch mehr gesagt. »Sobald man von der Normalität abweicht, ist man ein Outlaw.« Wenn man diesen Mechanismus aber durchschaut hätte, sei das nicht mehr so schlimm. Früher habe Hunold vermutet, das volle Leben würde beginnen, wenn er schlanker wäre. Doch das Gegenteil sei der Fall gewesen: »Sobald ich unter 100 Kilo komme, sehe ich krank aus. Ich werde nervös.«

Na, das unterscheidet uns beide mal deutlich voneinander, würde ich sagen. Von meinem derzeitigen Standpunkt aus würde mich jede erneute Annährung an die 100 extrem übellaunig machen. Aber auch dann gäbe es Hoffnung für Rainer und mich.

»In Indien«, sagte er nämlich noch, »findet man Dicke, Leute wie mich, zum Niederknien schön. Dort ist so eine Figur, die ich habe, ein Zeichen dafür, dass man von den Göttern geliebt wird.«

Aber Indien? Ich kannte ein paar Leute, die mal dort waren, und keine von deren Geschichten hat mich bisher dazu motiviert, selbst hinzufahren. Wenn das die Alternative zum Abnehmen war, dachte ich, dann bleibe ich lieber dicke hier.

Und fuhr zu meinem Friseur.

Meine Freundin Birgit aus dem Kosmetikressort der »Brigitte« schickte mich immer zu den Friseuren ihres Vertrauens. Ich folgte stets brav ihren Tipps. Und so landete ich bei Martin, laut einschlägiger Lokalpresse ein – Zitat – »Trendfriseur«. Das war mir egal, ich fand ihn unabhängig davon ziemlich gut.

Auch ihm war nicht entgangen, dass sich im letzten dreiviertel Jahr etwas an meinem Erscheinungsbild getan hatte.

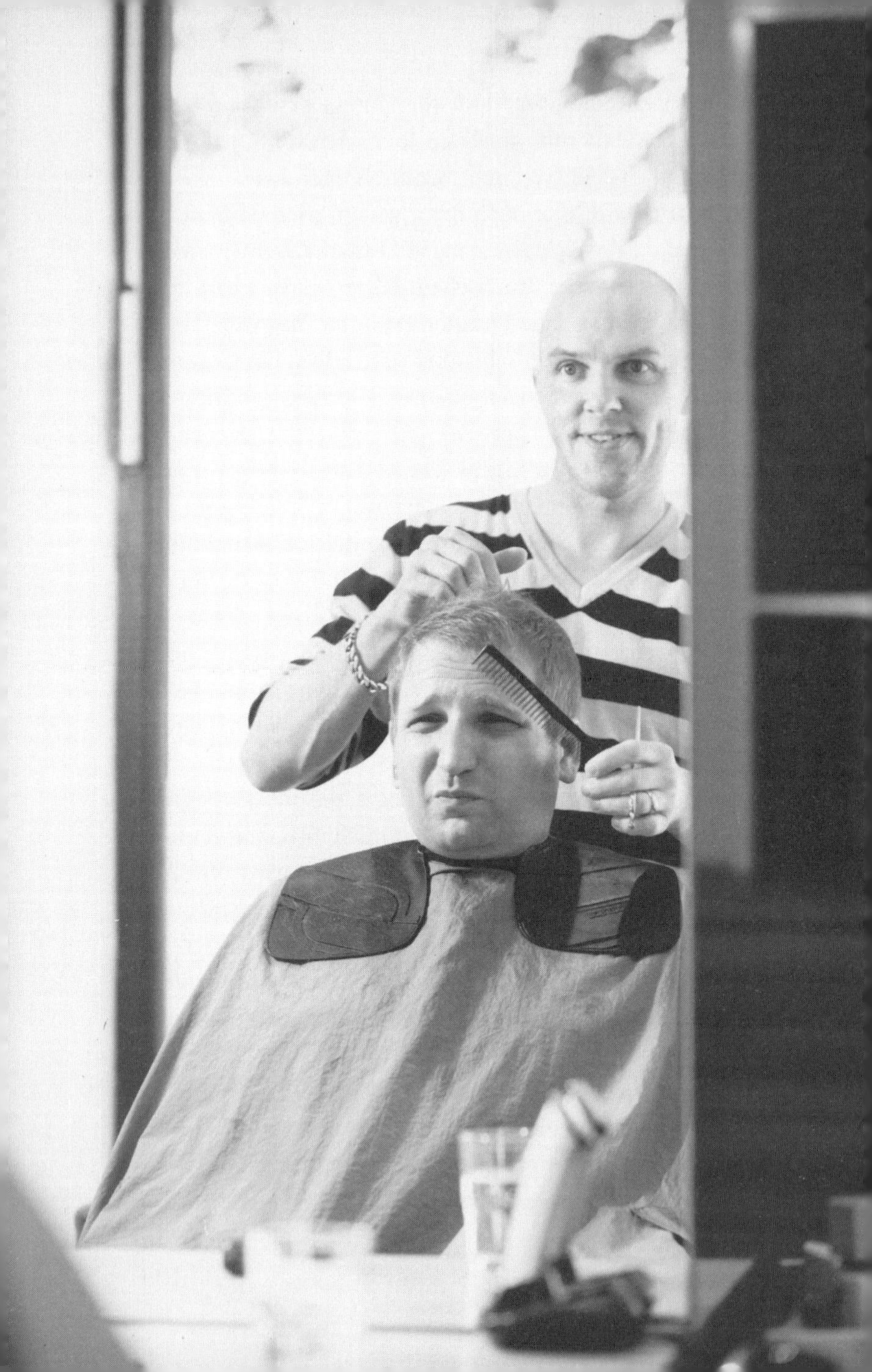

»Sag mal«, sagte er zu mir, »kann es sein, dass nicht nur dein Haar dünner geworden ist?«

Ich lachte gequält.

»Lustig, haha. Aber ja, so gute zehn Kilo sind weg seit letztem Jahr.«

Er nickte anerkennend.

»Respekt. Und wie viel sollen es noch werden?«

»Och«, sagte ich, »noch mal zehn weniger hätte ich ganz gern.«

Martin sah mich im Spiegel lange an. Dann legte er Schere und Kamm weg und schüttelte den Kopf.

»Nein«, sagte er.

Ich sah ihn verwirrt an. Er sprach weiter:

»Nicht: Ich hätte gern. Sondern: Ich werde. Nur so geht das. Du musst davon überzeugt sein, dass du zehn Kilo abnehmen wirst.«

Seine Wangen röteten sich auffällig. Martin war jetzt mit Enthusiasmus bei der Sache.

»Du musst es im Brustton tiefster Überzeugung sagen, nicht nur mir, sondern vor allem dir. Das erzielt Wirkung, das schafft Glaubwürdigkeit, dann nimmt man dich für voll. Vor allem du dich selbst.« Er schnippelte jetzt wieder an meinem Pony herum. »Und außerdem macht es dich viel interessanter für andere.«

Ich habe das mal ausprobiert. Zuerst bei meiner Frau. »Ach, übrigens«, sagte ich, »im Mai werde ich unter 90 Kilo wiegen«.

Sie sah mich an, eine Spur Verwirrung lag in ihrem Blick. Aber ich bildete mir ein, auch eine Andeutung von Respekt in ihren Augen gesehen zu haben.

»Nichts dagegen«, sagte sie.

Verdammt, es funktionierte.

»Ich werde« war mein Mantra der letzten Wochen geworden. Was lernen wir daraus? Trendfriseure brauchen nicht mal eine Sackgasse, um die Wendemöglichkeiten des Lebens zu erkennen. Erstaunlich.

Kapitel 23

Geschüttelt, nicht gerührt

Tag 270: 95,3 Kilo:

Mitte Dezember hatte ich es irgendwo gesagt und aufgeschrieben, versteckt in den Zeilen des Coachingprotokolls, das ich einmal die Woche per Mail bekam: An meinem Hochzeitstag wollte ich 92 Kilo wiegen, so viel wie am Tag meiner Eheschließung. Vor ein paar Tagen war mein Hochzeitstag. Ich wog mehr als 92 Kilo, etwa 18 bis 19 Päckchen Butter mehr. Kurzzeitig hatte mich das ein wenig betreten gemacht, meinen Coach übrigens auch. Wir hatten die Ziele im Dezember bewusst ehrgeizig formuliert, und wir hatten uns darauf geeinigt, daran festzuhalten, obwohl ich in der ersten Zeit alles getan hatte, sie zu torpedieren. Das war Utes eisernes Prinzip, und ich respektierte das. Innerlich allerdings hatte ich mich doch schon von diesem Ziel entfernt. Bis zum Skiurlaub sechs Kilo, das war Quatsch. Ich grübelte darüber nach, ob es noch eine andere Zielmarke von Relevanz in nächster Zeit gab.

Moment mal.

Wann hatte ich gleich angefangen? Im Mai?

Das war's. Ich machte einfach das Jahr voll. Also gelobte ich innerlich und nichtsdestotrotz feierlich, die 89,9 Kilo am 365. Tag als Kilo-Killer zu erreichen.

Dass wir – na ja, eigentlich ich – im Zeitplan so hinterher hinkten, lag an den zweieinhalb Wochen vor Silvester, als bei mir sämtliche Sicherungen herausgesprungen waren. Dafür musste ich jetzt büßen. Andererseits: Seit jenem verhängnisvollen 2. Januar liefen die Dinge perfekt. Und ein bezaubernder Abend war es allemal, der Abend meines Hochzeitstags.

Ich führte meine Frau aus, in eines der besten Restaurants meiner an ausgezeichneten Gaststätten gewiss nicht armen Heimatstadt. »Tafelhaus« hieß es, kannten wir bisher auch noch nicht. Im Grunde gingen wir hin, weil wir uns mal von einem Fernsehpromi bekochen lassen wollten – das »Tafelhaus« gehört nämlich Christian Rach, der auf RTL Restaurants testete und verbesserte. »Rach, der Restauranttester« war eine unserer gemeinsamen Lieblingssendungen; kam aber auch zu einer günstigen Fernsehzeit, sonntags vorm Tatort. Wir kochten dann meist Penne mit Pesto (nach Weight-Watchers-Philosophie weit weniger schlimm, als es auf den ersten Blick scheint), hauten uns mit der ganzen Familie auf unser Sofa und schauten dabei zu, wie Rach sich mit überforderten Wirten und bockigen Köchen herumschlug. Ich mochte unsere Sonntagabende.

Das »Tafelhaus« liegt spektakulär mit einer großen Glasfront direkt an der Hafenkante, in einem der neueren Gebäude an der Elbe, wo lauter Firmen und Restaurants residieren, die einer repräsentativen Lage nicht abgeneigt sind.

Wir bekamen einen Tisch in dritter Reihe. Trotzdem konnte man noch tadellos auf die aufgewühlte Elbe schauen, die düster an das Kai schwappte. Und auf den Hafen, der hell erleuchtet dahinter lag, Schiffe und Kräne und Docks unter einer Glocke orangenen Lichts. Allein das war es wert. Und das Essen war sowieso der Hammer.

Wir entschieden uns für ein dreigängiges Menü. Mein Plan

war ursprünglich, das in meine tägliche Weight-Watchers-Punkte-Rechenaufgabe zu integrieren – und alles liegen zu lassen, was darüber hinausginge. Anfangs klappte das auch ganz gut: Der »Gruß aus der Küche« war eine überschaubare Blätterteig-Stange mit Käse. Der Mandelsuppe mit Honigente am Spieß (zum Niederknien) war bestimmt ein ordentlicher Schuss Sahne beigemischt, aber so viel nun sicherlich auch wieder nicht.

Der Hauptgang wurde vom Meister persönlich serviert, er hatte es sich offenbar zur Aufgabe gemacht, wenigstens einmal pro Abend selbst an jedem Tisch aufzutauchen. »Schönen guten Abend«, sagte Christian Rach freundlich. »Wir haben hier den Hauptgang Ihres Menüs: Kalbsrücken an Sellerie, Artischocke und Trüffel auf Rosmarinjus. Lassen Sie es sich schmecken!«

Andrea sah ihm nach. »Netter Typ«, sagte sie. Konnte schon sein. Vor allem aber kochte er großartig, das Fleisch war super und gar nicht mal fett.

Jetzt brauchte ich einfach bloß noch das Dessert zu ignorieren, dann wäre ich in etwa im Soll gewesen. Aber was dann kam, war einfach zu gut: Erst spendierte uns die Küche ein – nie gehört – »Predessert« (ein kleines Glas Mousse aus weißer Schokolade mit Fruchtmark). Und danach kam der richtige Nachtisch: Flüssiger Schokoladenkuchen, warm, schwer, intensiv, unfassbar lecker. Dazu gab es Kokoseis auf Mango. Ich rang mit mir, ungefähr eine dreiviertel Sekunde. Das hier liegenlassen? Nie im Leben. Ich versenkte den Löffel in den Schokoteig, trennte ein ordentliches Stück ab und ließ es im Mund langsam zergehen. Sensationell. Ich aß alles auf, bis auf den letzten Krümel. Ich will auch nicht die kleinen hausgemachten Pralinen unterschlagen, die zum Kaffee gereicht wurden.

Hätte ich all das essen müssen? Nein. Aber ich bin auch nur ein Mensch.

Also schob ich mir ein besonders kunstvolles Nougattürmchen in den Mund. Ich war voll, aber glücklich. Ein bisschen was von dem überschüssigen Fett liefen Andrea und ich uns Arm in Arm um Mitternacht an der Elbe von den Rippen, ein kleiner Spaziergang an der Wasserkante: Von außen kühlte der Februarwind, innen war es wohlig warm. Den Rest des Essens verbrannte ich am nächsten Morgen sehr brav auf dem Crosstrainer – mein Segen, mein Fluch, 60 Minuten purer Kampf gegen den inneren Schweinehund und die äußeren Schweinebacken. Und danach: Power Plate.

Diese Sache mit der Power Plate war noch relativ neu in meiner Fitnessbude. Irgendwann waren sie da, fünf Geräte, die wie eine Mischung aus Tretroller ohne Räder und Rednerpult ohne Redner aussahen. Ich entdeckte sie, als ich gerade mal wieder auf dem Weg zur Stärkung der Oberschenkelmuskeln war.

Ich vernahm ein seltsames Brummen in dem Seitentrakt auf dem Gang zur Damenumkleide. Ich ging nachsehen. Da standen fünf Frauen auf vibrierenden Platten mit Haltemast, hielten sich oben fest, beugten ihr linkes Knie und streckten das rechte gerade nach hinten weg. Zehn Sekunden später war die Übung vorbei, die Damen atmeten erleichtert aus.

»Sehr schön«, rief Shirley, jene Frau, die mich mit den grundlegenden Einrichtungen der Fitnesscompany vertraut gemacht hatte. »Und jetzt tun wir was für den Trizeps, Mädels!«

Jetzt setzten sich die Probandinnen auf Kommando mit dem Rücken an das Gerät, stützten sich mit den Händen nach hinten ab, pressten alle einen Knopf am Haltebaum und drückten sich nach oben, als das Gerät wieder anfing zu brummen.

»Schön die Muskeln anspannen! In den Bauch atmen! Jetzt bewegt euch, rauf und runter! Und unten halten!«

Shirleys Anweisungen hallten durch den Raum, es klang ein bisschen nach Bundeswehr-Turnhalle. Nach 45 Sekunden war auch diese Übung vorbei.

»Ähhh… Shirley?«

Sie drehte sich um und lächelte großäugig. Auch sie war dünner geworden seit unserer ersten Begegnung, strahlte aber immer noch mehr Energie ab als ein mittelgroßes Atomkraftwerk.

»Ja? Oh, hi. Stephan, oder?«

»Genau. Sag mal: Was ist das hier?«

»Das ist Power Plate. Haben wir neu hier, ganz was Gutes.«

»Und was macht das?«

Shirley sagte kurz die nächste Übung an – Liegestütze im Unterarmstand – und nutzte die folgenden 45 Sekunden, um mir das Prinzip der Maschinen zu erklären. Es ging im Großen und Ganzen darum, auf einer vibrierenden Platte gymnastische Übungen durchzuführen. Und weil der Körper versuchte, diese hochfrequenten Vibrationen auszugleichen, wurde er in höherem Maße und in kürzester Zeit deutlich mehr beansprucht als an normalen Geräten. Man baute Muskeln auf, das Gewebe wurde fester, die Haut straffer, man verlor Gewicht, Lahme konnten wieder laufen, Blinde wieder sehen… Und außerdem hätte die Fußballnationalmannschaft die Dinger zur Vorbereitung auf die Weltmeisterschaft benutzt, sagte sie und zeigte auf ein Poster an der Wand. Tatsächlich, Tim Borowski auf der Power Plate. Das war ein gutes Argument.

»Probetraining?«, fragte Shirley.

»Na sicher«, sagte ich.

Anfangs wurde ich ziemlich durchgeschüttelt, auch und vor allem mein Hirn. Die Zähne klapperten unkontrolliert. Und

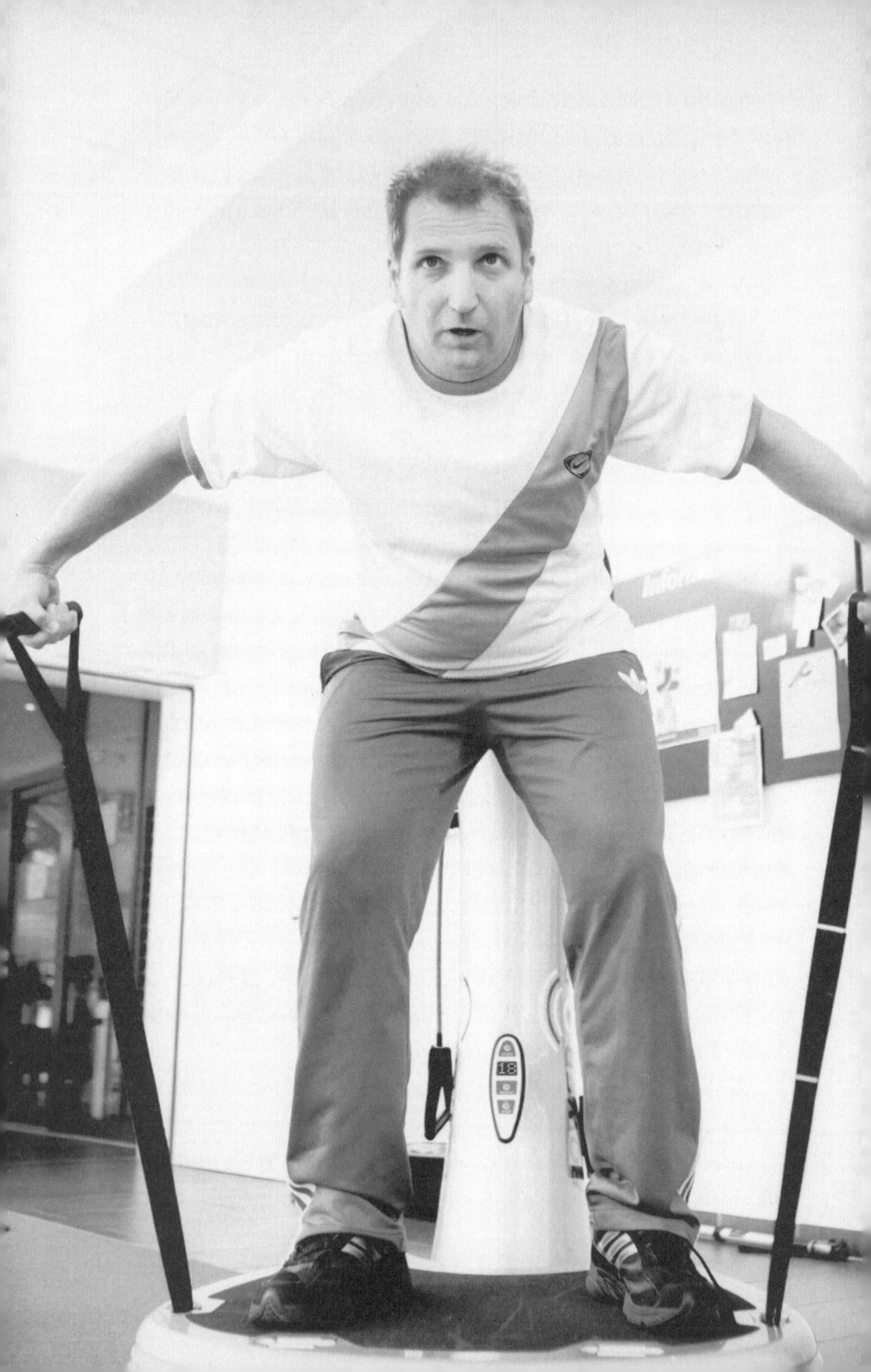

es war mordsanstrengend. Aber mit steigender Körperspannung ließ das nach. 20 Minuten war eine Einheit bloß lang, immer unter Anleitung. Aber auch diese Zeit konnte ewig dauern, wenn man eine Übungsleiterin hatte, die im letzten Leben wahrscheinlich Drill-Sergeant in der US-Armee gewesen war. Oder Ehrenmitglied im Sado-Maso-Club, Abteilung Maso.

Ich meldete mich nach der Probeeinheit sofort an, für 25 Euro extra im Monat. Nach ein paar Wochen konnte ich sagen: Es stimmte alles (bis auf das mit den Blinden). Ich spürte, wie mein Körper sich mit jeder der drei Einheiten pro Woche verfestigte. An den anderen Muskelaufbaugeräten trainierte ich kaum noch – der Effekt mit einem Power Plate war viel besser. Und in den 20 Minuten waren sogar fünf Minuten Massage enthalten: Einfach die Beine, den Po, den Rücken, die Arme auf die Platte legen und durchvibrieren lassen, das tat gut. Auch die Innenseiten der Oberschenkel konnte man so massieren, man legte einfach aus der Seitenlage das Bein auf die Platte. Dabei kam man allerdings auch zwangsläufig mit dem Unterleib an das Gerät. Damit konnte nicht jeder umgehen.

»Herrlich«, rief eine der vier Frauen, die mit mir trainierten, bei dieser Übung aus. Ich war der einzige Mann in der Gruppe. Was sonst.

Die Frau freute sich weiter: »Da braucht man ja gar keinen Kerl mehr!«

Verschämtes Gekicher.

»Genau«, sagte eine andere. »Wie lange haben wir noch? Kann ich noch zweimal »Repeat« drücken?«

»Reißt euch mal zusammen«, sagte ich laut und streng. »Es sind schließlich auch Männer anwesend!«

Und als ob die Power Plate nicht genug gewesen wäre, war ich auch bisher zweimal beim Energy Cycling gewesen. Was nichts weiter war als gemeinsames Abstrampeln auf einem Spinning-Rad, angeleitet von einem Trainer und untermalt von stampfender Disco-Mucke. Der Trainer gab vor, wann man mit welcher Armposition im Stehen treten sollte, wann im Sitzen, welche beschissene, aber ungemein vorantreibende Musik als Nächstes kam…

Das war mörderisch anstrengend. Nach fünf Minuten strömte mir der Schweiß runter wie schon lange nicht mehr. Zum Glück dauert das nur 45 Minuten, dachte ich, den Kurs-Plan im Kopf noch einmal durchgehend. Ich hatte kaum zu Ende gedacht, da begrüßte uns der Trainer zu »90 Minuten purem Energy Cycling.« Ich vergegenwärtigte mir noch einmal den Plan: 11 Uhr bis 11.45 Uhr, dann 11.45 Uhr bis 12.30 Uhr, das stand da, ich war mir sicher gewesen. Ich war also in eine klassische Doppelstunde geraten. Verdammt, das würde ich nie durchhalten.

Habe ich wohl. Und wäre ich aus der Badewanne gestiegen – ich hätte nicht nasser sei können als nach 90 Minuten auf dem Spinning Rad.

Und es machte mir Spaß. Es machte mich fit. Ich verlor Gewicht, spürbar. Und so langsam bekam ich meine alte Ruhe und Gelassenheit wieder zurück. Das kam meinem naturbelassenen Naturell sehr entgegen. Ich gelte im Allgemeinen als eher ruhiger Mensch, meine Duldsamkeit ist fast schon legendär. Aber an einem der letzten Tage gegen 7.20 Uhr habe ich vollkommen enthemmt auf ein Gerät aus Plastik und Blech eingeschrien. Und dabei war ich nackt. Was war passiert?

Eigentlich nichts Besonderes: Ich hatte mich nur gewogen. Raus aus den Schlafklamotten, Waage unter dem Regal hervorgezogen, draufgestellt, digital abgelesen.

99,6.

Bitte, wie viel? Das sollte wohl ein Scherz sein, und zwar ein schlechter. Ich hatte mich mehrere Wochen vorbildlich ernährt, wie verrückt Sport getrieben – und dann drei Kilo zugenommen? Das gab's doch gar nicht. Ich stellte mich noch mal drauf.

98,9.

In 15 Sekunden nahm niemand 700 Gramm ab, nicht mal ich. Stand das Ding vielleicht falsch? Ich hob die Waage von den kalten Fliesen hoch und stellte sie einen Meter weiter auf den weichen Badvorleger.

96,6.

Ich ging grummelnd und unbekleidet in die Küche, in der mein Sohn vor einer Schüssel Smacks mit Milch und einem Donald-Duck-Sonderheft saß.

»Oh Mann, Papa, das ist total eklig«, jaulte das Kind. »Ich esse hier vielleicht!«

Ich ignorierte ihn einfach, beizeiten das richtige Rezept bei Teenagern. Die Küche hatte einen Holzfußboden. Ich war ziemlich gespannt, was die Scheißwaage nun zeigen würde.

101,4.

So. Das war's.

»Du dreckiges Miststück!«, schrie ich die Waage an und warf sie umgehend in den Mülleimer. Ohnmächtiger Zorn überfiel mich, da rackerte man sich ab, strengte sich an, und das feine Fräulein Waage hatte plötzlich keine Lust mehr. Mein Sohn sah mir unangenehm berührt zu.

»Kaputt«, sagte ich.

»Zieh dir lieber was an«, sagte er.

In meinem Fitnessstudio gibt es auch eine Waage, neu, frisch geeicht und angeblich extrem zuverlässig. Aber ich hatte mich noch nie draufgestellt, weil…

»Ja, Stephan«, fragte Ute, mein Coach, als ich später an diesem Tag mit ihr am Telefon mein wöchentliches Update durchführte, »warum eigentlich nicht? Waagen für daheim sind sprunghaft, das weiß sogar ich. Wenn du da die Möglichkeit hast, ein zuverlässiges Exemplar zu besteigen – warum machst du es dann nicht?«

Ich brauchte ein wenig für die Antwort. Was war der Punkt? Andere dort benutzten das Teil auch, sogar ohne Handtuch um die Hüften. Aber die waren nicht dick.

»Es ist im Grunde die alte Geschichte«, sagte ich. »Ich schäme mich.«

»Wofür?«

»Für mich. Meinen Körper. Ich wäre ein Mahnmal für die anderen dort: Guckt mal, das passiert, wenn man nicht auf sich aufpasst.«

»Aber du gehst doch auch duschen nach dem Sport, da sehen dich doch auch alle nackt.«

Ich rang mit mir.

»Ja, schon… Aber das ist etwas anderes. Wiegen wäre das öffentliche Eingeständnis, dass ich mich mit meinem Dicksein beschäftige.«

Ich machte eine Pause.

»Und das mache ich gern mit mir selbst ab.«

»Okay, kann ich sogar verstehen«, sagte Ute, »aber um wen geht es hier? Um die anderen? Oder um dich? Was du jetzt brauchst, ist eine verlässliche Zahl. Zuhause bekommst du die nicht. Dort schon.«

»Ja, aber…«

»Nee. Nicht aber. Wir nehmen das jetzt in den Wochenplan auf: Wiegen im Fitnessstudio. Und nächste Woche frage ich ab, ob du an diesem Punkt gearbeitet hast.«

Ich schwieg.
»Machen wir das so, Stephan?«
Ich seufzte.
»Okay. Das machen wir so.«

Und wir machten das so. Ich ging am selben Nachmittag noch zum Sport, stand sowieso an. Ich hatte mein Programm abgespult und kam aus der Dusche, das nasse Handtuch um die Hüften geschlungen. Zu meinem Spind ging es die Treppe herunter und dann nach links. Zur Waage geradeaus. Es waren vier Männer im Raum, die mit sich selbst beschäftigt waren. Ich musste an das Gespräch mit Ute denken.

Um wen ging es hier?

Ich ging auf die Waage zu. Stellte mein Shampoo auf den Boden und mich selbst in derselben Bewegung auf die Waage. Ich wollte mir die Chance nehmen, im letzten Moment umzudrehen.

Aus dem Augenwinkel blickte ich zu den anderen. Keine Sau interessierte sich für mich. Dann sah ich auf die Anzeige.

95,7 Kilo.

Nicht schlecht. Das war mal eine Ansage. Aber ich wog mich immer nackt, zwar daheim in der intimen Abgeschiedenheit meines Badezimmers, aber das ging ja nicht mehr; das Messinstrument dort hatte ich nun mal im Affekt um die Ecke gebracht. Woher sollte ich nun wissen, wie schwer so ein Handtuch war? Ich könnte es zu Hause auf die Küchenwaage legen, bevor ich es in die Waschmaschine…

Ach, Scheiß drauf.

Ich ließ das Handtuch fallen.

95,3 Kilo.

Das war mein niedrigster Wert, seit ich Kilos killte. Und

plötzlich sah dieser Tag, den ich in Wut und Verzweiflung begonnen hatte, ganz anders aus.

Ich erzählte beim Abendessen Andrea davon, ganz beiläufig. Sie zerschnitt gerade einen Pfannkuchen, der Teig war vom Mittag übrig geblieben. Ich tat so, als sei eine Abnahme von über neun Kilo in nicht mal sieben Wochen keine große Sache und zerteilte beiläufig ein Stück Gurke. Insgeheim aber erwartete ich ein ordentliches Lob. Ich fand, ich hatte es irgendwie verdient, ich fand mich gerade ziemlich gut. Schließlich hatte ich heute nicht nur gute Zahlen zu bieten, sondern meinen inneren Schweinehund überwunden. Und herausgefunden, dass ein feuchtes Badetuch 400 Gramm wiegt.

Andrea aber musterte mich nur nachdenklich, blickte auf meinen Rohkostteller und die Scheibe Vollkornbrot mit Geflügelwurst, mein frugales Abendmahl.

»Manchmal«, sagte sie schließlich, »machst du mir richtig Angst.«

Eine seltsame Reaktion, zugegeben. Einen Moment lang wusste ich nicht, was ich denken sollte. Aber dann wurde mir klar, was sie eigentlich meinte, und ich konnte sie verstehen. Diese Extreme. Dieses Pendeln zwischen den verschiedenen Polen der Ernährungswelten. Sie hatte Recht. Ich hatte alles, nur kein normales Verhältnis zur Ernährung. Das war in der Tat beängstigend. Und ich wusste immer noch nicht, wie ich das ins Lot bringen konnte. Ich wusste nur, dass ich allmählich reif war für das Unterschreiten der 95-Kilo-Marke, die mir schon so lange die Stirn bot. Wenn das nicht bald passierte, würde ich sauer werden. Und das war kein schöner Anblick. Mein Sohn wusste das.

Kapitel 24

Ganz großer Sport

Tag 299: 95,5 Kilo

Protokoll des Coaching-Abschlussgesprächs

Coach: Ute Landwehr-von Brock
Kunde: Stephan Bartels

1. Bilanz
1.1 Fakten:
– Gewicht zu Beginn des Skiurlaubs: 95,1kg
– Zielformulierung:
»Bis zum Beginn meines Skiurlaubs wiege ich 89,9 kg. Ein mir wichtiges Zwischenziel hierzu ist, an meinem Hochzeitstag nicht mehr als 92 kg zu wiegen.«
Das vereinbarte Ziel ist nicht erreicht.

1.2.
Was hat gefehlt? – Einschätzung von Herrn Bartels – Selbstreflexion
- *»Es wäre im Nachhinein besser gewesen, den Anfang des Coachings nach Weihnachten gelegt zu haben.«*
- *»In der Anfangsphase habe ich dem Druck nicht standgehalten.*

Ich habe es da noch nicht so ernst genommen. Das war dann nicht mehr aufzuholen.«

- *»Ich habe verdrängt/nicht berücksichtigt, dass es in Abnehmphasen zu Körperumstellungen kommt, sich Muskeln aufbauen, welche sich wiederum im Gewicht niederschlagen.«*
- *»Ich handele immer auf den letzten Drücker.«*

– Herr Bartels über den Coach

- *»Die mangelnde Sachkenntnis im Thema ›Abnehmen‹ und das Nichtwissen über bestimmte Mechanismen und Effekte haben das Coaching ›torpediert‹.«*
- *Herr Bartels hat bewusst den Umstand gewählt, dass der Coach nicht aus der »Abnehmszene« kommt, und es für sich als hilfreich empfunden:*

»Ich fand den unverbrauchten Blick des Coaches auf die Dinge hilfreich.«

1.3

Was ist gut gelaufen? – Einschätzung von Herrn Bartels

(analog der Indikatoren, siehe Auftaktgespräch)

- *Die Skihose hat gepasst, selbst eine erst kürzlich gekaufte Hose »schlackert« am Hosenbund.*
- *körperliches Aufgerichtetsein hat sich eingestellt*
- *verändertes (positives) Körpergefühl: Muskulatur ist aufgebaut, Muskeln/Straffheit ist spürbar*
- *gesünderes Körpergefühl ist erlebbar*

1.4

Wo wäre Herr Bartels, wenn er das Coaching nicht gemacht hätte? Was hat das Coaching bewirkt?

Der Coach als Kontrollinstanz hat das Weitermachen bewirkt:

- *»Der Coach saß mir im Nacken.«*

- *»Die Selbstkontrolle bleibt hängen.«*

Als Hilfestellung hat Herr Bartels empfunden:

- *»Der Coach hat Fragen gestellt, mit denen ich mich nicht beschäftigt hätte. Fragen zum Status quo, Fragen nach dem ›wo will ich hin?‹ und ›was fehlt dazu?‹«*

1.5

Was hat gefehlt? – Einschätzung Coach

a. zum Verhalten von Herrn Bartels

kontraproduktiv:

- *Selbstdisziplin leidet manchmal in Sachen Pünktlichkeit, z.B. hinsichtlich Terminverschiebungen, Telefonieren mit dem Coach im Auto entgegen der Verabredung zu voller Konzentration beim Coachinggespräch.*
- *Herr Bartels bringt nur soviel ein, wie für ihn überschaubar ist.*
- *aufgrund seiner Erfahrung mit dem Abnehmen hätte Herr Bartels bestimmte Mechanismen und Effekte (Körperumstellung, Jojo-Effekt) in die Betrachtung und Zielformulierung einbringen müssen. Das heißt: Das Ziel, durchschnittlich 1,2 kg in der Woche zu verlieren, war zu sportlich, was der Coach nicht einschätzen konnte.*

b. Selbstreflexion Coach

Der Coach hat bislang keine Erfahrungen mit Diäten, daher besteht auch Unkenntnis über Zusammenhänge des Abnehmens:

- *»Ich bin kein Gesundheitscoach oder Personal Trainer und konnte leider ein paar wichtige Aspekte nicht in die Betrachtung mit einbeziehen. Zum Beispiel, dass die 1,2 kg-Abnahme pro Woche ein sehr ›sportliches‹ Ziel ist.«*
- *»Gewichtsabnahme funktioniert sehr individuell. Vielleicht wäre*

es bei jemand anderem aufgegangen. Wir wissen es nicht, aber das ist auch unbedeutend.«

• *»Kunde und Coach haben die Umstände, welche der Beruf eines freien Journalisten mit sich bringt, am Anfang nicht mit in die Betrachtung einbezogen.«*

• *»Die Tatsache, dass der ›Zeitpuffer‹ schon am Anfang verwirkt war, ließ im Prozess keine Handlungsfreiräume mehr für unvorhergesehene Ereignisse zu.«*

1.6 Was ist gut gelaufen? – Einschätzung Coach

- *Das Thema Abnehmen hat Herr Bartels in all seinen Facetten durchdrungen.*
- *Wenngleich das Ziel nicht erreicht ist, so ist Herr Bartels seit längerer Zeit »gut im flow«, was eine klare Absicht erkennen lässt, die 89,9 kg in absehbarer Zeit zu erreichen.*
- *Es hat sich immer wieder gezeigt, dass Herr Bartels »den Schalter umlegen« und klare Entscheidungen für sich treffen kann, das heißt eine bewusste Wahl zu treffen ist jederzeit möglich.*
- *Herr Bartels hat gezeigt, dass er sich für seine Belange (Pokerabend etc.), für Dinge, die ihm wichtig sind, einsetzen kann.*
- *Im Blog positioniert sich Herr Bartels zunehmend, hat seinen Standpunkt und Selbstvertrauen.*

2. Stimmungsbild/Emotionen zu dem vorgebrachten Ergebnis

2.1

Herr Bartels

• *»Ich fühle mich insgesamt gut.«*

• *»Ich finde es zwar ärgerlich, dass ich das Ziel nicht erreicht habe, ich war aber schon einmal verärgerter, als wir die Krise um Weih-*

nachten herum hatten. Jetzt bin ich damit versöhnt, finde es nicht mehr dramatisch.«

- *»Abnehmen ist ein lebenslanges Thema für mich, ein Thema der Disziplin und Frage der Selbstmotivation.«*
- *»Meinem Umfeld fällt es auf, dass ich abnehme.«*
- *»Bauchpinseleien brauche ich nicht. Das mache ich für mich.«*

Bezogen auf die Frage zum Körpergefühl und Lebensgefühl.

»Das fühlt sich gut an.«

Bezogen auf die Frage, ob Herr Bartels ein Zeitmanagementproblem hat:

- *»Ich komme manchmal nicht aus dem Quark, aber ich kenne da meine Grenzen.«*
- *»Ich bleibe oft unter meinen Möglichkeiten.«*

2.2
Coach

- *»Dass wir das Ziel nicht erreicht haben, ist ein Misserfolg – mein erster in meiner Funktion als Coach. Das ist zwar persönlich nicht schön, aber ich habe Erfahrungen machen können und daraus gelernt – das ist ein Gewinn.«*
- *»Durch den Blog in einer gewissen Öffentlichkeit zu stehen, ist eine interessante Erfahrung. Schwierig wurde es, als Blogtexte (zum Beispiel falsche Gewichtsangaben) und Wirklichkeit nicht übereinstimmten. Hinzu kommt, dass es für mich ungewöhnlich war, dass ein Coachingprozess so öffentlich gemacht wird – normalerweise bedingt Coaching absolute Verschwiegenheit über das, was zwischen Coach und Kunde passiert.«*
- *»In der Funktion als Coach ist es mein Job, so viel wie möglich »herauszukitzeln« und immer noch einen Schritt weiter zu gehen, als der Kunde es in dem Augenblick möchte.«*
- *»Auch wenn ich kleine Erfolge anerkennen kann, musste ich den-*

noch manches Mal eher Härte zeigen, als zu loben, damit sich der Kunde ja nicht ausruht, auch wenn das Ziel kaum noch zu erreichen war.«

3. Anmerkungen Coach/Interpretation

»So, wie ich Herrn Bartels wahrgenommen habe, habe ich den Eindruck gewonnen, dass Herr Bartels eine klare Entscheidung für sich treffen kann, ob ihm etwas wichtig ist oder nicht. Und dass er (fast) jederzeit den Schalter auf »go« umlegen kann.
Immer nur soviel einzubringen, wie notwendig ist, und dabei die Erfahrung gemacht zu haben, dass immer alles gut geht, spiegelt seine »Überlebensstrategie« wider und zeugt von einem großem Selbstvertrauen.«

5. Abschluss

Mit gegenseitigem Dank und in Anerkennung entlassen sich Kunde und Coach aus dem Coachingprozess.

Und dann kam der Skiurlaub Anfang März. Das war die Zielmarke für mich und Coach Ute. Ich wusste, dass es an ihr nagte, dass ich nicht da angekommen war, wo sie mich haben wollte. Ich konnte das verstehen. Aber herrje: es ging mir doch gut. Sie hatte mir wirklich geholfen, mich diszipliniert, fokussiert und einige Blockaden gelöst. Wie man allerdings in Österreich vernünftig isst, darauf dürfte auch sie keine Antwort haben.

Ich habe keine Ahnung, ob es Statistiken über das durchschnittliche Zusatzgewicht gibt, das Urlauber aus der Republik Österreich mit nach Hause bringen. Ich möchte wetten, dass ich mit 400 Gramm nach zwei Wochen eher am unteren Ende der Skala lag. Die verschwenderische Vielfalt dargebotener Mehlspeisen vor Ort grenzte ans Obszöne; ich glaubte außerdem, dass allein die gute Luft dort dick machte. Und wenn man bedachte, dass ich a) 14 Tage lang keinen Crosstrainer zur Hand hatte sowie b) täglich neben einem 13-Jährigen gespeist habe, vor dem entweder ein Teller mit Kaiserschmarren oder einer mit Fleischkäse und Pommes stand, dann habe ich mich vergleichsweise achtbar aus der Affäre gezogen.

Skiferien waren für mich noch eine relativ frische Erfahrung – ich hatte das Skifahren erst vor zwei Jahren gelernt, zusammen mit Tom. Ich hätte es gern schon früher probiert, aber da hatte sich meistens Andrea durchgesetzt, die am Ende eines langen Winters im März nicht noch mehr Schnee sehen wollte. Deshalb landeten wir meist an der Nordsee; Fuerteventura oder Mallorca waren auch mal im Programm. Aber vor zwei Jahren waren Tom und ich nicht mehr zu bremsen. Ich buchte eine Ferienwohnung im Allgäu. »Kannst gern mitkommen«, sagte ich zu Andrea, »musst du aber nicht«.

Sie kam mit, ein bisschen grummelnd. Die Zugverbindung von Oberstdorf nach Hamburg hatte sie fein säuberlich in ihr Notizbuch geschrieben. Nach der Ankunft stellte sie verblüfft fest, dass man im März in den Alpen durchaus auch mal eine feine Verbindung von Schnee und Sonne vorfinden konnte. Der Alpine Skisport entpuppte sich in der Folge als perfekt für Vater und Sohn. Andrea entdeckte stattdessen den Langlauf für sich. Alle waren glücklich.

In diesem Jahr fuhren wir tief nach Österreich hinein, ins Defereggental, von Kitzbühel nach Süden, hinterm Tauerntunnel rechts ab – ein eher ruhiger Flecken, weil relativ abgelegen, wie man uns versicherte. Das stimmte auch, und trotzdem war die Infrastruktur intakt. Es gab reichlich Restaurants und Cafés. Und Schnee, zum Glück, denn weite Teile der Alpen waren in diesem Winter grün geblieben. Hier herrschten

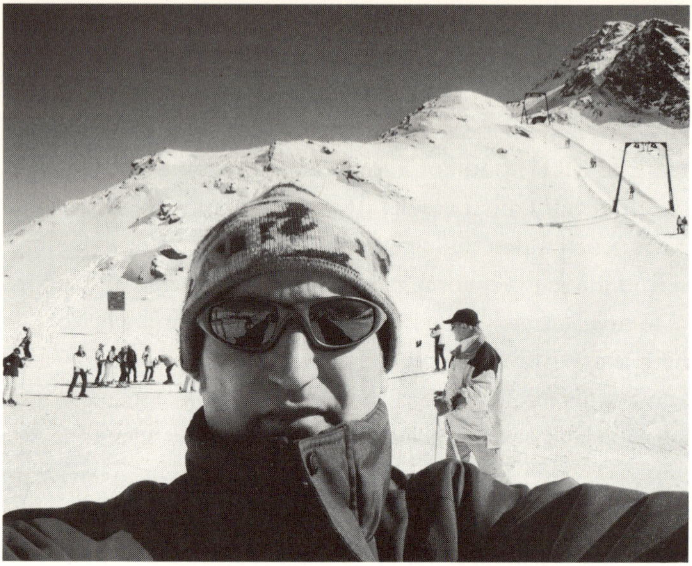

wirklich perfekte Skibedingungen, besonders für Anfänger wie mich.

Tom und ich waren in den ersten sechs Tagen allein vor Ort, Andrea hatte noch zu tun und wollte nachkommen. Das war eine schöne Zeit, wir Jungs wechselten in etwa vier Sätze pro Tag. Es musste einfach nicht mehr gesagt werden. Wir lasen schweigend, aßen lesend, guckten sprachlos fern – wir verstanden uns buchstäblich ohne Worte.

Wir bewohnten eine Ferienwohnung, das bedeutete Selbstversorgung – jedenfalls morgens und abends. Das war gut, denn so konnte ich unsere Ernährung im Kilo-Killer-Modus halten. Gut war auch, dass mein Sohn und ich weite Teile des Tages auf den wunderbar verschneiten, sonnenbeschienenen Berghängen des Defereggentals verbrachten, auf 2000 Metern Seehöhe.

Schlecht war, dass Skifahren an sich der Fettverbrennung nicht so besonders zuträglich ist, glaube ich: Man glitt halt beschaulich ohne eigenes Zutun die Hänge hinab, kam nicht ins Schwitzen, der Puls blieb fast im Ruhezustand... Bloß meine Oberschenkel brannten wie blöd, weil ich nicht besonders gut fahre und zu stark und zu oft bremse. Dadurch hatte ich definitiv neue Muskeln aufgebaut. Schlecht war auch, dass wir mittags immer auf einer der vielen Hütten auf der Brunnalm gegessen haben. Das gehört nun einmal zu den festen Ritualen des Skisports dazu, und selbst wenn ich diese Tradition hätte ignorieren wollen: Tom wollte es nicht. Immer gegen ein Uhr meldete sich sein Hunger. Also kehrten wir jedes Mal ein.

Ich nahm meistens Gulaschsuppe. Die war schmackhaft, nahrhaft, gut für den Flüssigkeitshaushalt und vergleichsweise kalorienarm, das hatte ich neulich in meinem alten Weight-Watchers-Einkaufsführer entdeckt – ein Büchlein, das für gut 16.000 Lebensmitteln den exakten Punktwert verriet. Eine Dose Gulaschsuppe hatte je nach Hersteller zwischen vier und sechs Punkten, für ein Stück Graubrot kamen noch mal zwei dazu. Für ein komplettes Mittagessen nicht viel, wenn man knapp 28 Punkte pro Tag zur Verfügung hatte.

Tom wusste von all dem nichts. Und wenn: Es wäre ihm sowieso egal gewesen.

»Und was isst du?«, fragte ich ihn, während wir uns an der Schlange vor dem Hüttentresen anstellten.

»Was schon. Wir sind in den Bergen. Leberkäse mit Pommes. Und frag nach Mayo.«

Er setzte sich an einen freien Tisch und legte seinen Helm und die Handschuhe ab.

»Ach ja, ich trinke Almdudler«, rief er hinterher. Na klar. Berge eben.

Ich überschlug kurz im Kopf seine Punktzahl: Ein Stück Leberkäse hatte acht, das hatte ich mal nachgeschlagen und danach nie wieder welchen gegessen. Eine Portion Pommes lag bei ungefähr zehn. Was mochte die Majonäse haben? Drei, vier? Dazu die Kräuterlimo…

Ich pustete durch. Mein Kind war gerade im Begriff, sich drei Viertel des gesamten Kalorienbedarfs seines erwachsenen Vaters reinzuziehen. Ich drehte mich um.

»Sag mal, willst du nicht lieber 'nen Salat?«

Er sah mich verständnislos an. »Nein.«

»Oder eine Backofenkartoffel?«

»Hamma net«, sagte eine Stimme hinter mir. Ich drehte mich zurück zum Tresen. Ich war dran. Keine Zeit für Diskussionen. Ich bestellte.

Während des Essens versuchte ich Tom davon zu überzeugen, dass seine Kost nicht zwingend die Gesündeste sei.

»Ich mag Salat nun mal nicht, weißt Du doch.«

Wusste ich. Aber das da – ich deutete auf seinen Teller – hätte einfach so irre viele Kalorien und…

»Erstens, Vater« – manchmal machte er das: mich »Vater« nennen. Er wusste, dass ich das nicht leiden konnte – »Erstens also: Es ist Urlaub. Und Oma sagt…«

»Ja, ich weiß, was Oma sagt.« Meine Mutter nun wieder. Sich nichts versagen, im Urlaub ist alles okay, blablaba… Die beiden verstanden sich echt gut.

»Zweitens: Ich bin noch im Wachstum. Und drittens: Morgen nehme ich was anderes.«

Manchmal war ich erstaunt, mit welcher gelassenen Bestimmtheit Halbwüchsige ihre Argumente vorbrachten. War ich früher auch so? Und hätte ich früher Pommes und ein Drittel von dem Leberkäse links liegen gelassen? Genau das tat Tom, und ich merkte jetzt mit aller Macht, wie hungrig doch eigentlich die gute Bergluft machte. Zudem erinnerte ich mich daran, wie gern ich früher Leberkäse gegessen hatte. Pommes sowieso, aber die mag ja jeder. So'n bisschen konnte ja auch nicht schaden, oder?

»Bist du fertig, Tomski?«

»Sicher. Bedien dich, Kilo-Killer.«

Von wem das Kind bloß diesen trockenen Sarkasmus hatte? Ich bediente mich trotz dieses Seitenhiebs. Lecker. Besser fühlte ich mich allerdings danach nicht.

Ich dachte daran, was jetzt wohl die Blogleser denken würden. Es war wirklich erstaunlich: Aus den Kommentaren hatte sich tatsächlich so etwas wie eine Selbsthilfegruppe entwickelt, mit lauter anonymen Übergewichtigen, die auf meiner Blogseite mit anderen in Kontakt traten. Und regen Anteil an meiner Geschichte nahmen, da blieb nichts unkommentiert. Neulich waren es mal über 180 Kommentare gewesen, das war ziemlich viel. Wenn die also hätten sehen könnten, wie ich mir Pommes und fettiges Fleischprodukt einverleibt hatte…

Andererseits: Ich wollte nichts hören von wegen Ausreden, Willensstärke und Zusammenreißen und weiß der Geier, was es noch an Vorwürfen in den Blogkommentaren gab; ich hatte sie alle schon gehört und gelesen. Mit der Situation hier musste man nämlich erstmal selber klar kommen. Natürlich hätte es sich eines Kilo-Killers geziemt, die Teller weit von sich zu schieben und lustfeindlich nach einem frischen Apfel zu rufen. Aber wer hätte das getan? Wer hätte mit hängendem Magen verlockend frittierte Kartoffelsticks ignoriert?

Das Gemeine an der Verlockung ist, dass sie manchmal genau dann auf den Plan tritt, wenn man wehrlos ist. Wenn man müde, hungrig, ausgezehrt und erschöpft daherkommt.

Wenn um einen herum alles und jeder Laissez-faire und Genuss ausstrahlt. Mit anderen Worten: jeden Mittag im Skiurlaub.

Am nächsten Tag machte Tom sein Versprechen wahr. Ich blieb bei der Gulaschsuppe.

»Und du, Kind?«

»Kaiserschmarren, Vater«.

Natürlich. Die Berge, schon klar. Und etwa 15 Weight-Watchers-Punkte. Die Reste waren allerdings sehr lecker. Kaiserschmarren hatte ich auch schon lang nicht mehr gegessen.

So ging es weiter, Tag für Tag. Andrea erweiterte nach ihrer Ankunft unser kulinarisches Portfolio um das ein oder andere Osttiroler Kaffeehaus. Letztlich war ich nicht überrascht, dass nach meiner Rückkkehr auf der Waage in dem Fitnessstudio immer noch die 95 aufleuchtete. Diese Grenze war wirklich ein Phänomen. Sie wehrte sich so hartnäckig gegen ihr Unterschreiten, dass ich fast schon tiefe Bewunderung hegte für das seltsame Tier in meinem Körper.

Komisch war nur: In den Tagen danach wurde ich ziemlich oft gefragt, ob ich im Urlaub abgenommen hätte, und zwar nicht mal wenig. Ich hatte selber auch das Gefühl, der Bund meiner Jeans saß weiter, der Gürtel war auf dem letzten Loch und hielt die Hose nicht mehr richtig – das war am Anfang der Ferien noch nicht so. Sollten wieder heimlich Muskel dazugekommen sein? Die erwähnten Bremsmuskeln an den Oberschenkeln? An den Armen, vom vielen Skier-Schleppen? Ich fühlte mich tatsächlich so: fester, stärker, drahtiger.

Wie auch immer, es war, Gewicht hin, Muskeln her, ganz großer Sport da unten, einfach schön, mal wieder rauszukommen. Ich hatte meine Auszeit, schon wieder, immer wieder. Aber jetzt ging es weiter. Überhaupt geht es immer weiter. Das hatte ich schon lange kapiert.

Kapitel 25

Diktatoren der Esskultur

Tag 314: 94,4 Kilo

Till ist nicht nur Journalist, Romanautor und ein guter Freund von mir, sondern auch ein Kollege in Sachen Weblogs. Er hatte seinen auf brigitte.de, wo er auf das Schönste und extrem Lesenswerteste über die Alltäglichkeiten seines Lebens reflektierte.

Wir frühstückten jeden Donnerstag um halb neun zusammen – immer draußen übrigens, bei jedem Wetter und zu jeder Jahreszeit. Irgendwann hatten wir mal mit dieser Attitüde angefangen, uns gefiel es, wenn bei Schneetreiben und minus drei Grad Kollegen an uns vorbei ins Warme drängten und uns für komplett bescheuert erklärten. Waren wir gar nicht. Wir hatten bloß Bock auf frische Luft und warme Jacken.

Manchmal unterhielten wir uns darüber, wie oft unsere Einträge angeklickt wurden, über Kommentarleisten und unsere Blogleser, zu denen wir ja durchaus ein unmittelbares Verhältnis hatten. Letzte Woche ging es um meinen letzten Eintrag.

»120 Kommentare, Respekt«, sagte Till, als es noch nicht 178 waren, nahm einen kräftigen Schluck von seinem Kaffee (schwarz, ohne Zucker) und fügte hinzu: »Andererseits, bei dem Thema kein Wunder. Da melden sich natürlich die ganzen Ernährungsfaschisten zu Wort«.

Hat er wirklich gesagt. »Ernährungsfaschisten«? Ein hartes Wort, fand ich spontan und gönnte mir einen Schluck von meinem halberkalteten Früchtetee (rot, zwei Stück Süßstoff). Ich hätte so etwas natürlich nie gesagt, eine goldene Regel im Journalismus war, seine Leser nicht zu beleidigen. Aber Till war bei mir auch nur ein Leser, und Leser beleidigen andere Leser ja mit Vorliebe; auch das hatte sich in der Kommentarleiste meines Weblogs inzwischen etabliert. Da gab es regelrechte Kleinkriege.

Till hatte aber auch gleich und umfassend erklärt, was er meinte: Essen war halt etwas, was jeder machte. Und jeder, der sich im Laufe seines Lebens mindestens einmal bewusst damit auseinandersetzte, muckelte sich in seinem eigenen Ernährungssystem ein – und propagierte genau dieses im Stile totalitärer Regime, weil die Toleranz gegen andere Modelle in der Regel gegen null ging.

»Siehst du doch an den ganzen Kommentaren, an Sunnyboy, Medley und wie sie sich alle nennen«, sagte Till, biss beherzt in sein Thunfischbrötchen und blinzelte in die gnadenvolle Hamburger Frühlingssonne.

Ich sagte nichts, schob mir einen Löffel mit Birchermüsli in den Mund und ließ das Gesagte mal einfach so im Raum stehen, der vor unserem Coffeeshop im Portugiesenviertel sehr groß war, the sky is the limit. Man muss in einer funktionierenden Männerfreundschaft auch mal schweigen können. Meine Gedanken machte ich mir trotzdem.

Zum Beispiel diesen: Recht hat er. Tatsächlich diskutierten in meiner Kommentarspalte Vollwertspezialisten, denen ein Sportasket und Eiweißverfechter nicht viel abgewinnen konnte, mit einer Handvoll Trennkostlern. Ein User (lbm 1958) empfahl wiederholt exzessives Holzhacken als Weg, und Sunnyboy1 etablierte sich nicht nur als sarkastischer, verletzender Dickenhasser, der selbst – traumatisiert durch seine übergewichtigen Eltern – Askese ausübte. Er entpuppte sich nebenbei auch noch als beratender Mediziner eines Schlankheitsinstituts in Venezuela, das nach seinen Erzählungen eher ein Umerziehungslager für notorische Dicke zu sein schien – die Insassen dort (und die übrigen Blogleser) wurden von Sunnyboy1 mit unbarmherziger Härte angefasst, was wiederum zu regen Diskussionen führte.

Und ich? Ich war kein Ernährungsfaschist. Ich hatte kein absolutes System, ich regelte meine Ernährung Pi mal Daumen plus Intuition geteilt durch Erfahrung minus charakterschwache Rückfälle. Und: Ich hörte praktisch auf jeden. Wenn mir einer einen guten Rat gab, beherzigte ich ihn. In dieser Beziehung war ich ein Vollblutjournalist: Ich hatte keine Ahnung, war aber stets bereit, alles herauszufinden. Und genau diese Haltung trieb mich zu einer Ernährungsfachfrau.

Dirk Howaldt, der Arzt aus dem Institut für Sportmedizin, hatte mich zu ihr geschickt. Ich hatte gleich nach dem Skiurlaub einen Termin bei ihm gemacht. Mir war irgendwie nach einem Update, ich wollte schauen, ob ich nun tatsächlich besser und fitter war als im letzten Sommer.

»Musst du wissen«, sagte Dirk. »Ist dein Geld.«

Tatsächlich waren meine Ergometerwerte deutlich verbessert. Bessere Luftaufnahme, dufte Laktatwerte. Der BMI war von anfangs 36,0 auf 30,9 gesunken, der Körperfettanteil von 30,3 Prozent auf 26,5 Prozent.

»Und was machen die Knie?«, fragte Dirk. Er befühlte die Gelenke. »Da geht noch was an Muskelaufbau, würde ich sagen. Die Parksaison geht demnächst los. Ich hab' meine Fußballschuhe schon rausgeholt. Und du?«

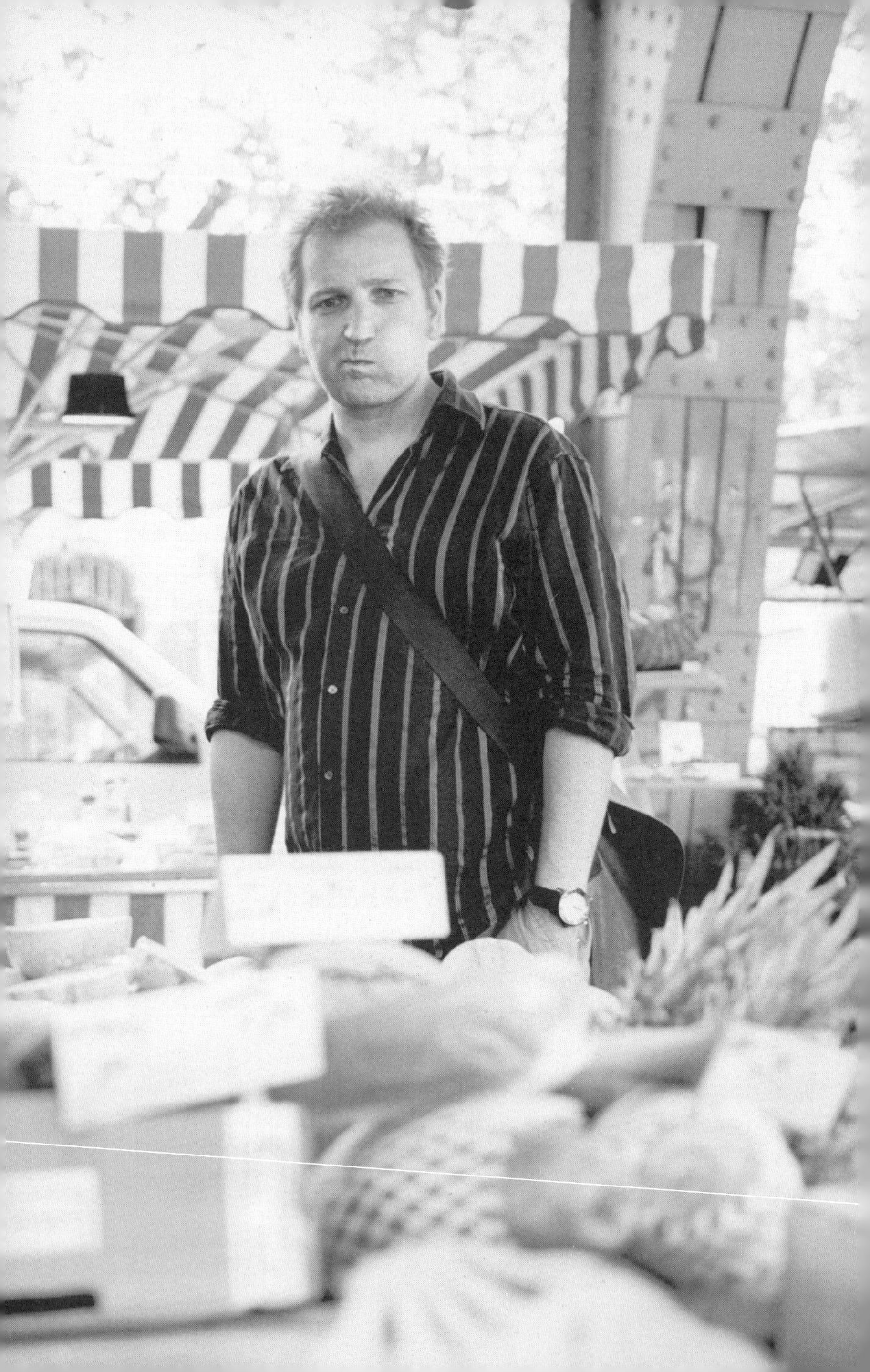

Nee. An Fußball hatte ich in letzter Zeit nicht gedacht. Eher an meinen Trainingspuls.

»Was meinst du: Muss ich anders trainieren, wenn ich weiter bei meinem Gewicht hängen bleibe?«

Er verschränkte die Hände hinter dem Kopf.

»Nö. Das ist schon gut, was wir dir mitgegeben haben damals. Ich würde mal woanders gucken.«

»Und zwar?«

»Beim Essen. Mach doch mal 'ne Ernährungsberatung. Wir haben hier eine, die ist echt gut«.

Meine neue Ernährungsberaterin war Dipl. oec. troph., beriet Profisportler wie Sandra Völker, Ingo Schulz, die Kicker von HSV, FC St.Pauli und 1860 München und arbeitete mit dem Institut für Sportmedizin zusammen. Bevor ich die Frau zu Gesicht bekam, musste ich erstmal eine Woche lang minutiös mein Essverhalten protokollieren, mit Angabe von Gewicht, Herstellern und Fettgehalt der Produkte (»19.45 Uhr: Zwei Scheiben Harry Steinofenbrot à 60 Gramm mit 20 Gramm »Brunch Kräuter Legère« (14 Prozent Fett) und zwei Scheiben gekochtem Schinken (Aldi) à 20 Gramm«). Ebenfalls durfte ich die Lage an der Getränkefront peinlich genau dokumentieren (»14.25 Uhr: 200 Milliliter Kräutertee mit zwei Süßstoff«), sowie mein umfangreiches Sportprogramm. Waren anstrengende sieben Tage, das stand mal fest. Vor allem, weil ich durchaus in Gefahr war, die Statistik zu schönen und den ein oder anderen Schokokuss (»17.10 Uhr: 1 Dickmanns, 27 Gramm«) unter den Teppich zu kehren. Aber hier ging es nicht darum, gut dazustehen. Das hier war Wissenschaft. Also mahnte ich absolute Ehrlichkeit bei mir selbst an.

Ein paar Tage später saß ich ihr dann gegenüber. Unnötig zu

erwähnen, dass ich es mit der gertenschlanken, durchtrainierten Ausgabe einer Ernährungsberaterin zu tun hatte. Fünf DinA4-Seiten mit meiner Ernährungsanalyse lag vor ihr und eine erkleckliche Anzahl bunter Tabellen und Broschüren. Sie referierte: Ungefähr 2.600 Kalorien pro Tag hätte ich bei meinen Referenzwerten aufnehmen können, um mein Gewicht zu halten. Durchschnittlich waren es in dieser Woche aber bloß 1.700 gewesen, was per se schon mal förderlich sei zum Abnehmen. Auch mein Sportprogramm fand sie gut, morgens ungefrühstückt auf den Crosstrainer zu gehen »macht absolut Sinn für Sie«, sagte sie. Nicht so gut gefiel ihr die Zusammensetzung der Nährstoffe: 22 Prozent Proteine, 15 Prozent Fett, 63 Prozent Kohlenhydrate.

»Eine optimale Verteilung wäre: 30, 40, 30. 30 Prozent Proteine, 40 Prozent Fett, 30 Prozent Kohlenhydrate.« Dann erklärte sie die Wirkungsweisen der einzelnen Nährstoffe – Proteine für die Muskelversorgung, Fette für den Kreislauf und die Gelenke, Kohlenhydrate für die Energiespeicher…

Okay. Ich aß also zu fettarm und zu kohlenhydratreich. Schon klar: Mein Frühstück bestand morgens oft bloß aus einem Rosinenbrötchen, mittags gab es gern Reis mit Gemüse, abends eigentlich immer Brot, am Wochenende Spaghetti Bolognese (mit Tartar, also fettarm). Für die Ernährungsberaterin, einer Vertreterin der Logi-Ernährung, war das zuviel Brot, Nudeln, Reis. Zuwenig Fleisch, Fisch, Eier, Milch, aber Gemüse durfte es ruhig ein wenig mehr sein. Sie riet: Höchstens zwei Scheiben Vollkornbrot am Tag, dann gern mit Hüttenkäse und fettarmem Aufschnitt. Mehr Fisch! Käse der Variante fettarm, Harzer Roller oder so. Wenn Schokolade, dann die bittere mit hohem Kakaogehalt. Kuchen meiden. Und abends einfach mal ein Steak in die Pfanne hauen, mit Gemüse, gebraten in wenig

Rapsöl, dazu Salat mit gutem Olivenöl, fertig war eine sättigende, nährstoffreiche Mahlzeit.

»Wenn Sie weiter abnehmen wollen, können es ruhig 1.800 Kalorien am Tag sein«, sagte sie. »Weniger nicht.«

Und so machte ich das dann. Zum Frühstück gab es jetzt Joghurt mit Müsli, mittags ab und zu wieder Fisch und Fleisch und wenig Reis. Abends ging ich tatsächlich zum Steak über, auf dem restlichen Platz in der Pfanne bruzzelte ich mir ein bisschen Gemüse. Brot gab es kaum noch in meinem Leben. Es ging mir ganz gut damit. Und immerhin hatte ich jetzt – das hatte ich von meinen Bloglesern gelernt – »ein Plateau geknackt«, jene ominöse 95-Kilo-Grenze, die mich so lange gequält hat, mit Hilfe des totalitären Logi-Systems.

Demokratie taugt eben nicht für alles.

Kapitel 26

Spieglein, Spieglein

Tag 320: 94,7 Kilo

Montag früh gegen neun Uhr standen meine Frau und ich vor dem Badezimmerspiegel unseres Hotelzimmers in Zürich und putzten uns synchron die Zähne. Durch das halbgeöffnete Fenster drangen ein paar Sonnenstrahlen ins Bad, eine leichte, noch kühle Aprilbrise umwehte meine nachtschweren Beine. Nichts war von draußen zu hören als Vogelgezwitscher vom nahen Seeufer, bloß nebenan reckte sich unser Sohn vernehmlich.

Es herrschte Frieden auf der Welt, ich war eins mit mir und meinem kleinen Universum. Kein Wunder: Drei Tage Pause von allem lagen hinter mir. Ich hatte mir keine Gedanken um meinen Job gemacht, keinen um meine Freunde und Bekannte. Auch das Entsorgen überflüssiger Kilos stand über Ostern nicht ganz oben auf meiner To-do-Liste. Ich räkelte mich vor dem Spiegel, halb versetzt hinter den schmalen Schultern meiner Frau. Zum ersten Mal seit mehreren Tagen sah ich mich bewusst an. Meine unrasierte, verwuschelte Erscheinung, barfuss in schwarzen Boxershorts und dem eng anliegenden armeegrünen T-Shirt, von dem ich im Laden dachte, es wäre viel weiter. Und plötzlich erfasste mich eine gewisse Unsicherheit. Ich spuckte aus.

»Schatz?«

Ja. Na und? Tatsächlich nannte ich meine Frau manchmal »Schatz« – das war ein Überbleibsel aus unserer Anfangsphase, als wir diese bürgerlich-spießige Form eines Kosenamens als ironische Brechung in unsere Kommunikation eingebaut hatten. Die Ironie war verschwunden, Schatz war geblieben, jedenfalls ab und zu. Aber wir wissen doch alle, wie das ist, wenn sich unerwünschte Verhaltensformen einfach so hinterrücks durch Bequemlichkeit und Gedankenlosigkeit in unser Leben schleichen, nicht wahr?

Also, nochmal von vorn:

»Schatz?«

»Hm?« Sie hatte die Zahnbürste noch im Mund.

»Wenn du mich jetzt anderen Leuten beschreiben solltest, die mich noch nie gesehen haben – was würdest du denen sagen?«

Sie spuckte aus.

»Sag mal, geht's noch? Ich bin seit gerade mal zehn Minuten wach…«

»Nee, ich mein' bloß: Würdest du sagen, ich bin dick?«

»Ach so, das. Hättet du auch unkomplizierter erfragen können.«

»Ja, okay. Und?«

»Nein.«

»Nein?«

»Nein.« Sie musterte mich im Spiegel. »Du bist nicht mehr dick, nicht in meinen Augen. Da hat sich aber auch wirklich 'ne Menge getan. Im Gesicht ist es total auffällig, das sieht wieder richtig markant aus. Und an den Beinen, sogar am Bauch« – sie zwickte in meine Wampe – »obwohl, der könnte echt noch ein bisschen weniger werden. Aber ansonsten alles gut. Also: Ich würde dich als kräftig und relativ gut aussehend beschreiben. Okay?«

Fand ich okay.

Ich hatte ja schon erwähnt, dass meine Süße keine Frau von großen Worten war, so gesehen war das schon mal ein vergleichsweise üppiges Kompliment. Eine Sache jedoch musste jetzt nochmal eben klargestellt werden.

»Aber du wirst bestimmt nicht von mir dafür getätschelt, dass du dünner wirst«, sagte sie, »Das ist eine Selbstverständlichkeit, schon aus Respekt mir gegenüber«.

Sie schmierte sich jetzt eine Creme ins Gesicht. Tagescreme? Feuchtigkeitscreme? Schon Make-up? Konnte ich nicht zuordnen. Musste ich ja auch nicht. Sie sprach weiter.

»Überhaupt: Schreib doch in deinem Blog mal darüber, wie es Leuten wie mir so geht, mit dem Suchtverhalten des Partners.«

Ein guter Punkt. Das würde ich bestimmt mal machen. Die Ohnmacht des Partners beschreiben, das vergebliche Ringen um Besserung und Einsicht. Aber nun war Ostern. Und das verbrachten wir diesmal in der Schweiz, in Zürich, weil ich die Stadt so gut leiden konnte und meiner kleinen Kern-Familie diesen Trip spendiert hatte. Ich mochte die Atmosphäre dort: entspannt, irgendwie lässig, besonders in Ober- und Niederdorf. Ich war auch ein großer Freund der Panoramapunkte, die diese Stadt so zu bieten hatte. Und natürlich auch der Schweizer Küche.

Meine These war ja schon immer: Es ist unmöglich, auf Kurz- und Städtereisen Gewicht zu verlieren. Und auf dieser ging das schon gar nicht. Zweimal siebeneinhalb Stunden saß ich im Zug, ohne Bewegung außer denen der Kaumuskeln, weil Reisen unerklärlich hungrig machte – und das ließ sich am besten mit belegten Brötchen beheben.

In Zürich joggte ich mit Andrea einmal kurz am Seeufer entlang; ich dachte, meine Knie würden das schon mitmachen, ausnahmsweise. Ein Irrtum.

Essen waren wir – mangels eigener Feuerstelle – in Restaurants. Da saß ich nun beim Italiener, der Ober kam an unseren Tisch. Ich war entschlossen, den Salat mit gegrillter Hähnchenbrust zu nehmen. Wie dann das Wort »Steinpilzrisotto« aus meinem Mund kam, ist mir bis heute unerklärlich. Erschwerend kam hinzu, dass meine Frau am darauf folgenden Sonntag Geburtstag hatte und ich dafür eine kleine Torte in der weltweit renommierten Confiserie Sprüngli besorgte. So hieß sie auch: Sprüngli-Torte.

Verdammt, das Teil war der Hammer. Schwere Schokoladencreme mit Sahne, ein fester Boden aus Keksteig… »Das«, sagte Andrea, »ist die leckerste Torte der Welt.« Auch ich war mir in diesem Moment wirklich nicht sicher, ob ich auf dem Feingebäcksektor je etwas Besseres gegessen hatte. Sollte ich jemals nach Zürich ziehen, ich müsste weiträumige Bannmeilen errichten um jede Sprüngli-Filiale der Stadt. Alles darin sah so lecker aus, dass man es komplett aufkaufen und danach lebenslang abonnieren möchte (was übrigens geht, scheiß Internet). Es dürfte keine ehemaligen Schoko-Junkies geben, die diese Geschäfte rückfallfrei verlassen. Ich jedenfalls habe kapituliert. 300 Gramm mehr Gewicht waren der Preis dafür. Ich habe ihn gern gezahlt. Und bekam das Wechselgeld auf dem Crosstrainer zurück.

Und genau da war ich dann wieder. Boah, war das langweilig. Echt jetzt, voll öde. Musste ja mal irgendwann so kommen. Der Crosstrainer war nun mal keine Spaßveranstaltung. Und so reizarm: Du strampelst und trittst und ziehst und drückst an den Griffen herum – und trotzdem kommst du keinen Zentimeter vorwärts. Das ganze Gejuckel hatte kein geographisches Ziel: Ich trat satte 60 Minuten plus fünf (»Cooldown«) auf der Stelle.

Ich brauchte mir nichts vormachen: Ich war in einem kleinen Motivationstief, rein sportlich betrachtet, dem ersten in diesem Jahr. Ich ging immer noch dreimal die Woche auf den Crosstrainer, aber mein Enthusiasmus für dieses Gerät hatte sich doch ein wenig verflüchtigt, schließlich war ich schon fast ein Jahr dabei. Das mochte auch an der Umgebung liegen. Für ein Fitnessstudio war meines total okay: funktional, dezent, normal. Es gab zwar Eiweißdrinks und Multi-Power-Super-Hammer-Riegel zu erwerben, aber kaum Typen, die so aussahen, als würden sie das Zeug auch nehmen.

Nein, es war die Einrichtung an sich. Diese funktionalen Räume, in denen man in abgestandener Luft vor sich hin schwitzte, während vor dem Fenster ein laues Lüftchen den Frühling in die Stadt trieb. Obwohl, heute war es gar nicht so lau, sondern ziemlich frisch, und das Lüftchen war hier im Norden eine beachtliche Folge von Sturmböen. Konnte ich genau sehen von meinem Crosstrainer, mit Blick auf den Alsteranleger. Mein Fitnessstudio hatte nämlich eine neue Zweigstelle aufgemacht, im dritten Stock der Europapassage, Hamburgs neuester Shoppingmall in bester Lage. Und deshalb konnte ich jetzt durch die Panoramafenster auf die Binnenalster gucken, auf den Jungfernstieg, das Hotel Vier Jahreszeiten, die Alsterschiffe... und so weiter. Bessere Panoramen musste man auch bei uns lange suchen, und schöner als der Blick auf die vierspurige Ringstrasse in dem alten Laden war es allemal.

Aber machte mich das glücklich? Brachte es mich dazu, beschwingt auf den Crosstrainer zu springen und locker lächelnd mein Stündchen abzustrampeln? Nö. Tat es nicht. Das Fernsehprogramm war inzwischen auch nicht besser geworden. Ab und zu erwischte ich mal eine alte Folge der »Gilmore Girls«, das war super. Und neuerdings hatten sie einen »Movie Channel«, in den ich gewisse Hoffnungen gesetzt hatte. Am Mittwoch hatte ich mir die Zeit auch ganz gut mit einer älteren, mir unbekannten Folge von Ally McBeal vertrieben. Genau 48 Stunden später wurde zur gleichen Zeit exakt dieselbe Folge gezeigt.

Langweilig!, möchte man rufen, zehnmal hintereinander, wie Homer Simpson es manchmal machte. Überhaupt, der wäre jetzt

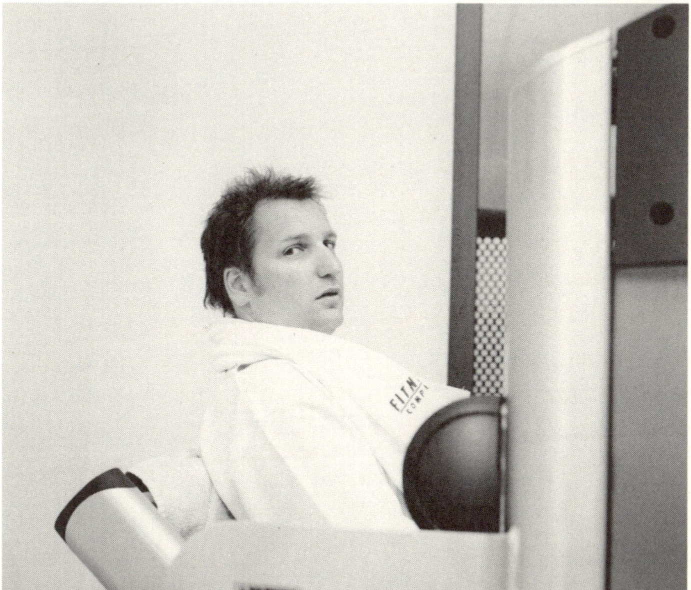

gut, oder »King of Queens«, aber das lief ja beides im Vorabendprogramm, wo man fürs Fernsehen in der Regel keine Zeit hatte.

Loben und preisen wir deshalb an dieser Stelle die Erfindung des iPods. Mit Musik geht ja bekanntlich alles besser, in meinem Fall würde eher passen: Ohne Musik ging hier mal gar nichts. Zuletzt hatte ich zwei alte Platten von Billy Bragg gehört, rhythmisch schwierig, aber schön. Bloc Party waren vorgestern dran. Prima für den Takt waren auch einige Stücke von Fettes Brot.

Trotzdem: Irgendwie musste was passieren. Und deshalb fuhr ich am Sonntag für sechs Tage nach Rügen, zum Fasten-Yoga. Soll hinterher keiner sagen, der Kilo-Killer hätte irgendetwas ausgelassen.

Kapitel 27

Heute schon abgeführt?

Tag 338: 90,5 Kilo

Tag 0

Fasten, sagte Franz S. Moesl, entgiftet den Körper, reinigt ihn von innen, kann euphorisch und glücklich machen und ist – grob zusammengefasst – überhaupt super. Und Yoga, sagte Franz S. Moesl, soll Stress abbauen, den Weg zur eigenen Mitte weisen, Blockaden und psychische Probleme lösen, und ist überhaupt auch super. Ich saß drei Meter von Franz S. Moesl entfernt auf einer Wolldecke, 29 andere Menschen um mich herum, und konnte das beim besten Willen nicht beurteilen. Ich habe weder das eine noch das andere jemals ausprobiert. Trotzdem konnte ich mir leichthin ausmalen, was die Kombination von Fasten und Yoga bewirken müsste. Die gab es tatsächlich. Hier. Dank Franz S. Moesl.

Der war nämlich Yogalehrer und bot Kurse an, in denen man seinen Körper ertüchtigte und zeitgleich nichts aß. Zum Beispiel: Sechs Tage auf Rügen, Unterbringung in einer christlichen Begegnungsstätte, Kostenpunkt: 260 Euro für den Moesl Franz (220 für Frühbucher) plus 174 für die Unterkunft im »Haus Seeadler«, einer Unterkunft mit klerikalem Background in Sellin. Das wiederum war ein hübsches Seebad mit Hochufer, Wilhelminischer Bäderarchitektur und einigen viel versprechenden gastronomischen Betrieben. So sagte man jedenfalls, beurteilen konnte ich auch das nicht. Schließlich war ich hier, um nichts zu essen. Weil ich neugierig darauf war, wie es mir bekommen würde, wie mein zivilisationsmüllgefüllter Körper umgehen würde mit dieser Extremsituation. Und Yoga konnte ja per se nicht schaden, nach allem, was ich so gehört hatte. Obwohl ich Sport ohne Ball für prinzipiell fragwürdig hielt.

»Wir duzen uns«, stellte der Franz S. (steht für Seraph) gleich zu Beginn klar, mit hoher, weicher Stimme, die mit einem unüberhörbaren bayerischen Idiom versetzt war. Seine Stimme war entspannt und entspannend; am Ende seiner Sätze wiederholte er oft die letzten zwei Worte und zog sie tonlos nach oben. Interessant. Überhaupt, ein interessanter Typ: 45 Jahre alt, um die 1,75 Meter, der Körper schmal, die Haare grau und raspelkurz, asketisch, er sah aus wie ein Bilderbuchmönch aus einem tibetanischen Kloster. Dabei kam er aus Bayern, aus Wiesbach, aufgewachsen irgendwo auf dem platten Land zwischen Landshut und Rosenheim; dort hat er mal Tischler gelernt. Nach dem Zivildienst hatte der Franz Zeit und einen Freund in Thailand besucht, der in einem buddhistischen Kloster lebte. Er blieb ein halbes Jahr. So ist er mit fremden Welten in Kontakt gekommen. Hat dann Yoga gelernt, in Indien. Später in einem tibetischen Kloster in Bayern gelebt. In Berlin wohnt er seit 18 Jahren, hat dort eine Ausbildung in japanischer Pantomime gemacht und unterrichtet Yoga an der Volkshochschule. Aber seine Fastenyoga-Kurse bietet er überall an in der Republik und darüber hinaus: Im Allgäu, in Regensburg, auf Usedom, auf Teneriffa – na, und eben auf Rügen. Ich wollte doch mal sehen, ob der Franz mich schadstofffrei bekam in einer Woche.

Ich hatte meine Hausaufgaben jedenfalls gemacht. Am Anreisetag (»Entlastungstag«) hatte ich morgens noch Müsli mit Joghurt, danach aber bloß noch Obst und Gemüse zu mir genommen – vom Cappuccino an einer Tankstelle mal abgesehen. Jetzt saß ich in einer Gruppe von dreißig erwachsenen Menschen und bekam einen Ball zugerollt. Er kullerte schon eine ganze Weile durch den Raum, immer um eine brennende Kerze herum, die in der Mitte in einer Schale voller Kieselsteine stand. Wer immer ihn aufnahm, sollte sich vorstellen und seine Erwartungen an die nächste Woche formulieren. Das kannte ich aus meinem Pädagogikstudium. So lernte ich Christine aus Berlin, Carmen aus Düsseldorf, Carsten aus der Nordheide und Annette aus Rotterdam kennen. Ich hörte Sachen wie »Mitte finden«, »in die Spur kommen«, »neuen Lebensabschnitt einleiten« und Ähnliches. Ich stellte mich wahrheitsgemäß als Stephan aus Hamburg vor, nein, nie gefastet, nie Yoga gemacht, ich murmelte was von mal »mal gucken« und rollte den Ball zu Ute aus Bremen.

Später gab Franz eine kurze Einführung in die Welt des Fastens und seiner Wirkungen. Und fragte dann in die Runde: »Wer hat noch nicht seinen Darm entleert?«

Ich wusste nicht so recht, ob ich mich melden sollte; das war doch eine eher intime Frage. Andererseits: Ich wäre nicht in der Minderheit gewesen. Und die Frage machte scheinbar Sinn: Nur ein leerer Darm verursachte kein Hungergefühl und schützte vor Kopfschmerzen und Müdigkeit während des Fastens, sagte Franz. Also stand ich eine Stunde später nach der ersten Einheit Yoga vor der Ausgabestelle von Glaubersalz, das mich von innen her einmal umstülpen sollte. Es wirkte.

Tag 1:
Ich war mir sicher, dass mir das keiner zu Hause glauben würde: Um 6.30 Uhr stand ich im Yoga-Raum, reckte meine Arme in die Höhe und atmete bewusst aus. »Morgen-Yoga mit Sonnengruß« hieß diese Veranstaltung. Ich war müde und durchfallgeschwächt, vielen Dank, Herr Glauber. Ich hatte ein flaues Gefühl im Magen, wenigstens noch keinen Hunger. Nach einer Stunde Yoga allerdings fühlte ich mich einigermaßen frisch, aber der körperlichen Mattheit folgte die geistige – mit den bangen Fragen: Was wird nur in den nächsten fünf Tagen? Bekam ich das hin? Wie würde es mir gehen? Und was zum Geier mache ich Idiot hier eigentlich?

Zum Frühstück um acht gab es Kräutertee. Zum Mittag um zwölf, zum Kaffee um fünf, zum Abendbrot um sieben auch. Ich nahm ihn normalerweise mit Süßstoff, aber normal war hier nichts. Also pur. Zwischen den verschiedenen Teereichungen stand ein straffes Tagesprogramm, das uns am ersten Tag auf einem DinA 4-Zettel dargereicht wurde. Darauf stand:

6.30 Uhr: Morgen-Yoga mit Sonnengruß
8.00 Uhr: Tee
8.30 Uhr: Yoga
10.30 Uhr: Leberwickel
12.00 Uhr: Tee (ab Tag 2: Fastensuppe)
12.40 Uhr: Wanderung
17.00 Uhr: Tee
17.30 Uhr: Yoga und Gespräche
19 Uhr: Tee

Die Wanderung am ersten Tag hatte es gleich in sich. Das Steilufer auf Rügen wellte sich in tiefen Bögen, wir nahmen alle südlich von Sellin, stapften dann kilometerweit über den tiefen Strand und wieder zurück. Mein Magen rumorte noch ein wenig; ich war auch nicht ganz sicher, ob das Bauchgefühl nicht doch was mit Hunger zu tun hatte. Oder wenigstens Appetit. Im Büro kamen sie gerade aus der Kantine zurück.

Ich ging dafür ins Café auf der schicken Seebrücke und bestellte einen Yogi-Tee. Ich saß mit Blick auf das Kuchenbüffet, eine Frau am Nebentisch deutete meinen Blick falsch (oder richtig?) und riet mir zu Apfel-Käse, »dafür sind die berühmt hier«. Von der anderen Seite wehte das Aroma einer Tomatensuppe zu mir herüber. Ich musste weg.

Tag 2

Ich war müde, auch nach acht Stunden Schlaf. Das Morgen-Yoga konnte mich mal. Ich fühlte mich zerschlagen, hatte ein Loch im Bauch. Hunger? Keine Ahnung, eigentlich fühlte der sich anders an. Mein Körper war kalt, mein Kopf dagegen glühte dafür um so mehr. Ich hatte Essphantasien, vor allen Dingen miese – Torten und Käse umkreisten mein Hirn.

Auf meinem Zimmerboden lag seit gestern der Einlaufschlauch, der bei der Komplettentleerung des Darm helfen sollte. Hat der Franz gesagt und mir das Ding in die Hand gedrückt. Über mehr möchte ich nicht reden.

Um 12 Uhr gab es erstmals Fastensuppe. Und die ging so: Gemüse wurde ungewürzt in einen Topf mit Wasser geworfen. Dann wurde das Gemüse rausgenommen und der Sud serviert. Es schmeckte widerlich, ein wenig nach Karotte, ein bisschen nach Sellerie. Der Geruch war nicht zum Aushalten, trotzdem aß – nein: würgte ich zwei Teller herunter.

Aber das Wandern tat gut. Wir liefen durch den Wald zu einem sehr schönen See, der mystisch versteckt im Gehölz lag.

Danach an der Küste entlang, die hier extrem steil und hoch war, das Panorama war atemberaubend. Acht Kursteilnehmer gingen weiter nach Binz, ich war dabei. Was für eine herrliche Gegend. Zehn Kilometer waren es heute mindestens. Mir ging es mittlerweile ganz okay, viel besser als am Morgen. Abends gegen acht hatte ich Tagträume von Jugendherbergsabendbrot, von Graubrot, Bierschinken und Hagebuttentee, ich war minutenlang fest davon überzeugt, dass gleich eine Küchenhilfe im weißen Kittel den entsprechenden Wagen hereinschieben würde. Niemand kam. Heute schlief ich um Viertel nach neun ein. Das war mir zuletzt mit elf passiert, glaube ich.

Tag 3

6.00 Uhr: Frühwanderung am Strand. Viele der Teilnehmer berichteten hinterher, dies sei ihr Highlight gewesen. Ich weiß ja nicht. Wenigstens war ich nicht müde, der frische Frühwind blies die Bettschwere aus meinen Knochen. Wir liefen bis Baabe, meine Füße versanken im Sand – Strandspaziergänge sind deutlich überbewertet. Um sieben machten wir Yoga am Wasser, neben vier Fischern, die gerade schweigend ihren Fang der Nacht aus den Netzen klaubten. Tagsüber wurde ich dann doch müde, aber ich hatte keinen Hunger mehr. Ein bisschen flau war mir im Magen. Ich hatte Probleme beim Yoga-Atmen, war lustlos, irgendwie. Aber eigentlich entbehrte ich an diesem dritten Tag nicht viel. Andreas aus dem Hessischen hatte es da schlimmer erwischt, der fühlte sich gar nicht. Oder Antje aus Berlin: Der ging es richtig mies, sie löffelte immer wieder aus dem Topf Honig, der eigentlich zur Linderung akuter Kreislaufschwächen auf dem Tisch stand.

Nach der Fastensuppe rief mein Bruder an: Ich sei immer sein Vorbild gewesen, deshalb hätte er sich gerade eine Dose

Spargel gekauft, den Spargel weggeworfen und das Wasser getrunken. Dann lachte er dreckig.

»Nee, nur Spaß«, sagte er. »In Wirklichkeit habe ich gerade eineinhalb Croques Madame gegessen. Und du?«

Nachmittags war frei, gewandert waren wir ja morgens. Ich spielte mit Christian aus Franken Minigolf und gewann mit sechs Schlägen Vorsprung. Ich schätze, ich war einfach freier im Kopf. Mein erster Erfolg während des Fastens.

18.30 Uhr, Abend- Yoga. Der Raum füllte sich. Ich kauerte am Boden und schaute mich um: 6 Männer und 23 Frauen

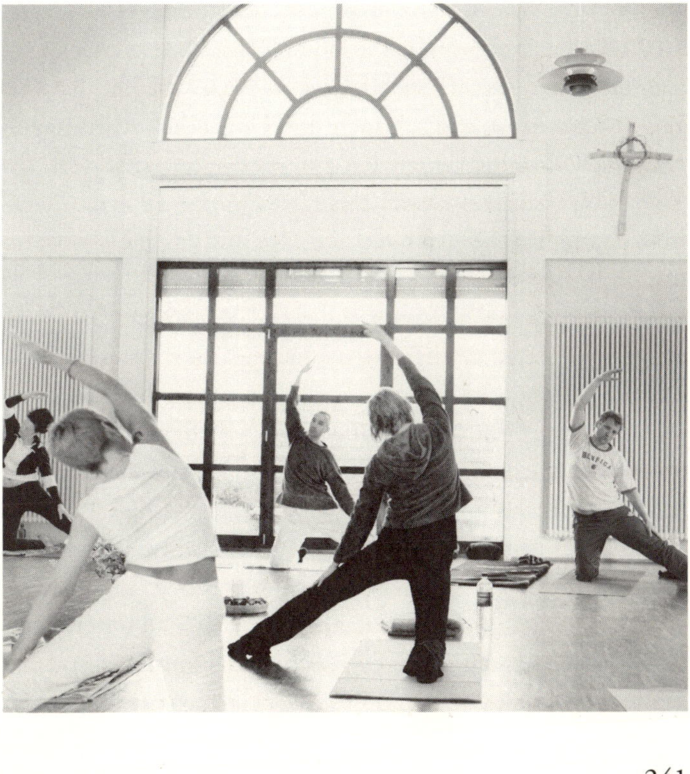

lagen außer mir auf ihren Matten in diesem großen, hellen, freundlichen Raum in gelb, orange und hellblau. Steffi aus Brandenburg neben mir war mit 30 die Jüngste, ein paar waren um die 50, eine Handvoll Rentner war dabei, die meisten aber lagen um die 40 herum, so wie ich. Mehr als die Hälfte hatte schon mal gefastet, genauso viele waren Yoga-erfahren, einige beides. Aber ich war nicht der einzige Vollnovize.

Franz gab den Takt vor.

»Klopfe deine Beine aus«, sagte er. Er sagte »du« und meinte alle 30. So ging das immer los. Dann wurden die Beine gestreckt, mit den Füßen gewackelt, und ich wusste schon, dass ich Defizite hatte: Meine Muskeln auf der Rückseite waren verkürzt, ein klassisches Fußballerleiden. »Atme lang ein. Und lang aus«. Danke, Franz. Tatsächlich lag da mein Problem: Ich vergaß unterwegs gern das Atmen; blöd eigentlich, denn regelmäßiges Füllen und Leeren der Lungenbläschen erleichterte die Sache ungemein, soviel stand fest. Jetzt gingen wir in den Vierfüßlerstand, streckten den rechten Arm und das linke Bein von uns und spannten die Muskeln an.

»Fühle dich in die Diagonale hinein.« Wie immer das gehen sollte. »Bleibe zwei lange Atemzüge in dieser Stellung, gehe dann in die andere Diagonale.«

Als nächste Übung wurde die Abfolge Blatt – Katze – Hund trainiert, ein Teil des morgendlichen Sonnengrußes. Ich wusste nicht genau, was anstrengender war: die muskuläre Anspannung, das Behalten der Reihenfolge oder mich ständig daran zu erinnern, das Atmen nicht zu vergessen.

Ich lernte im Folgenden, dass die Knochen im Hintern Sitzbeinhöcker heißen und man tatsächlich drauf sitzen konnte, allerdings schmerzte mir dann der Rücken. Ich tat mich auch schwer damit, nach dem Darm nun meinen Geist zu entleeren, mich nur auf meinen Atem zu konzentrieren und an nichts mehr zu denken.

»Dein Unterkiefer ist gelöst, deine Lippen weich und schwer«, sagte der Franz langsam und monoton. »Spüre deine Atmung, spüre, wie sich die Einatmung innerhalb deines Körpers ausbreitet.«

Nee, spürte ich nicht, ehrlich gesagt.

»Zieh dich nach vorn in die Länge, verlängere den Bauch, das Brustbein.«

Das verstand ich.

»Lass deine Gedanken gehen.«

Würde ich ja gern. Denn vor allem um Essen kreisten an diesem dritten Tag meine Gedanken; vorwiegend um fettiges. Seltsam, davon nahm ich in letzter Zeit sehr wenig zu mir. Ich lag jetzt auf dem Rücken.

»Gib dein Gewicht in den Boden.«

Ich dachte: Schnitzel mit Bratkartoffeln.

»Lass dich ausatmen.«

Rouladen mit Rotkohl und Klößen.

»Spüre deinem Gewicht nach.«

Kartoffelsalat mit Würstchen und mittelscharfem Senf.

»Atme lang aus.«

Tortellini in Spinat-Sahne-Sauce, dazu frisches Oliven-Ciabatta.

»Spüre, wie sich mit jedem Ausatmen deine Bauchdecke senkt.«

Zweimal gebratenes Schweinefleisch süß-sauer. Pizza Funghi e Prosciutto. Döner. Die belegten Baguettes an der Autobahnraststätte Fuchsberg auf der A20.

»Spüre dich in deinen Bauch.«

Tatsächlich. Jetzt spürte ich etwas, mitten in meinem Bauch. Die große Leere.

Tag 4

Früh-Yoga um 6.30 Uhr. Ich muss das noch einmal hinschreiben, um es selbst zu glauben. Mein Hungergefühl war weg, ich hatte deutlich mehr Energie, aber auch ein bisschen Heimweh, obwohl Rügen tatsächlich sensationell war. Und wir waren beizeiten eine Attraktion in der spektakulären Kulisse Sellins: Viermal machten wir Yoga am Ostseestrand. Schaulustige linsten von der Seebrücke herüber, Jugendliche auf der Promenade grölten etwas zu uns herüber. Wir konnten es nicht verstehen. Wir ruhten nämlich in uns selbst.

Bei der Mittagssuppe fragten mich einige Frauen, ob ich eigentlich immer so mürrisch dreinschauen würde. Sie hofften für mich ja allmählich mal auf den Energieschub und die Euphorie, die das Fasten eigentlich freisetzte. Das hatten wir gemeinsam.

Der Nachmittag war frei. Jetzt schlug die Müdigkeit durch. Während die anderen über die Insel zogen, blieb ich auf meinem Zimmer und lernte liegen. Ich bekam leicht schlechte Laune.

Das Abend-Yoga ließ ich ausfallen. Zwei Stunden am Tag reichten ja wohl dicke. Fand wohl auch unser Yogameister – der Franz hatte tatsächlich ein beeindruckendes Gespür dafür, wie die Befindlichkeiten in der Gruppe aussahen: War die Meute kaputt, wurde entspannt; wenn mehr drin war, wurden Muskelgruppen und Koordination deutlich intensiver gefordert.

Danach gab der Franz Tipps für die Aufbautage. Das war ernüchternd: Mein wirkliches Leben musste auch übermorgen noch ein paar Tage auf mich warten, wie es schien. Gedünstetes Gemüse, schwach gewürzte Suppen, Rohkost… Zusätzlich zu den vier Litern Wasser, die ich mittlerweile ohne jede Anstrengung am Tag trank.

Tag 5

Manchmal schlägt man die Augen auf und weiß, dass alles gut wird. Heute war so ein Tag. Ich fühlte nach meinem leeren Bauch. Seit zwei Tagen grummelte da nichts mehr, er war flacher geworden, spürbar. Ich war richtig fit, das merkte ich. Vielleicht, weil ich das Früh-Yoga einfach hatte ausfallen lassen: Ich fand, der Tee um acht war früher Vogel genug. Das Yoga danach fiel heute leicht, es war, als hätte sich ein Schalter umgelegt – die Bewegungen waren jetzt fließend und nicht mehr abgehackt, ich atmete tief und gleichmäßig. Mittags, sagt der Franz, würde gewandert, in den Zicker Bergen, ungefähr zwölf Kilometer von unserer Herberge entfernt. Ich war voller Bewegungsdrang und überredete Andreas, einen Taxiunternehmer aus der Nähe von Frankfurt, mit dem Fahrrad dorthin zu fahren, während die anderen mit dem Auto anreisten.

Die Wanderung selbst war mein Highlight. Was für eine unglaubliche Landschaft! Die grünen Hügel, das allgegenwärtige Meer, Steilküsten und Kiefernwälder… Unglaublich, fast wie Irland. Meine Drogenerfahrungen waren eher rudimentär, aber so musste es sich anfühlen, wenn man sein Bewusstsein erweiterte, wenn man die Dinge intensiver als sonst wahrnimmt, das Licht, den Wind, die Farben, die Gerüche. Mehr als vier Stunden zogen wir über die Halbinsel, und das mir, der nicht mal gern spazieren ging.

Danach setzten wir uns in ein Restaurant. Die Bedienung witterte Umsatz, wurde aber enttäuscht: Bloß Wasser wurde geordert, vereinzelt Apfelsaftschorle – die sei jetzt erlaubt, jedenfalls für jene, die das nötig hatten, sagte Franz und löffelte munter seine Kartoffelsuppe mit Lachs. Er fastete nicht mit und musste sich deshalb auch nicht beschränken. Trotzdem hätte ich in diesem Moment gar nicht tauschen wollen.

»Für alle, die sich gut fühlen, gibt es eigentlich keinen Grund für Apfelsaftschorle«, sagte Franz weiter. »Der Effekt ist ohne besser.«

Ich entschied mich für den Effekt.

Am Abend ließen wir das Yoga ausfallen. Es gab bloß eine Abschlussrunde. Wieder rollte der Ball von einem zum anderen. Ich sagte, dass es mir gut geht. Ich spürte den Worten nach.

Tatsächlich: Es ging mir gut.

Tag 6

Zwei Schalen standen in der Mitte des Raumes, Äpfel waren darin. Gleich würde ich in einen davon beißen, meine erste Nahrung seit fast einer Woche. Ich hatte kein Verlangen danach. Ich könnte noch weiter fasten, das wusste ich jetzt, es würde mir nicht viel ausmachen. Aber auf der anderen Seite hatte ich gemerkt, dass ich auch wahnsinnig gern aß. Und jeder weitere Fastentag verschob die zwei bis drei kulinarisch öden Aufbautage nach hinten. Also würde ich gleich Fastenbrechen, so hieß das unter uns Fastern. Aber davor hatte der Franz die Reflektion gesetzt.

Wir lagen auf unseren Decken und Matten, ein letztes Mal. Unser Yoga-Meister sprach darüber, dass Yoga zu der »inneren Kraft verhelfen kann, dein Leben selbst zu bestimmen«, und das tat Not, denn: »Das Leben ist schnell vorbei – nütze die Zeit und genieße es«. Durch das Fasten erweitere sich der Horizont, Kreativitätsblockaden würden aufgelöst, »Moses hat fastend die zehn Gebote empfangen.« Wir sollten die Chance nutzen, die uns die Zeit nach dem Fasten jetzt bietet. Die Chance, Muster zu durchbrechen – auch, wenn wir abnehmen wollten.

»Abnehmen ist reine Kopfsache«, sagte Franz. »Wenn du anfängst, mit dir selbst zu diskutieren, hast du schon verloren.« Den ersten Schritt hätten wir mit dem Fasten gemacht, aber Vorsicht: »Der Jojo-Effekt passiert, wenn du so stur und verfestigt bist, dass du nichts Neues mehr zulässt.«

Unsere Augen waren geschlossen, wir atmeten tief und gleichmäßig.

»Denke zurück an die vergangenen fünf Tage«, sagte Franz Seraph Moesl.

Na gut.

Da waren schon einige verblüffende Erkenntnisse in mein Leben getreten, dachte ich. Dass man wirklich ohne Essen auskommen konnte, und so lange. Dass das nicht mal schlimm war, sondern sogar gut tun konnte, zumindest nach ein paar Tagen Anlauf. Dass mich Yoga tatsächlich gelenkiger, geschmeidiger, fitter machte. Dass Fasten ohne Bewegung wahrscheinlich viel mühseliger gewesen wäre. Und wie viel Zeit bloß immer für Essen draufging im Alltag! Da war die Beschaffung der Mahlzeit, das Zubereiten, das Essen, das Verdauen, der Abwasch – das Leben war so unendlich viel leichter und entspannter, wenn all diese zeitraubenden Tagesordnungspunkte einfach unter den Tisch fielen. Noch etwas hatte ich gelernt: Wahrscheinlich wird nicht mal auf der Jahrestagung des Bundes deutscher Hotelköche soviel über Essen und Rezepte geredet wie beim Gruppenfasten.

Ich hörte Franz. Ich sollte mir vergegenwärtigen, was ich aus der Fastenzeit in mein Leben übernehmen wollte. Welche Menschen ich bewunderte. Wer mir am nächsten stand.

Ehrlich gesagt: Da hatte sich in den vergangenen fünf Tagen nicht viel verändert. Ich schätzte zwar mittlerweile die körperlichen Segnungen des Yoga und hatte es geschafft, mittels Atmung meinen Brustkorb zu öffnen, aber mein Geist hatte sich nicht so richtig aufgetan. Den Dosenöffner für meine Seele, der mir half, mein Leben zu ändern, hatte ich nicht gefunden. Letztendlich hatte ich doch nur eine kleine vernagelte mitteleuropäische Seele.

Ich musste lachen, als wir uns gemeinsam mit der Kapalabhati-Atmung stoßweise unseren Schnodder aus der Nase geblasen haben. Ich bin innerlich zusammengebrochen, als wir eine Stunde in extatischer Kundalini-Meditation verbracht hatten: wirr zuckende, exaltiert durch den Raum tanzende Menschen im Rausch.

Man musste nicht alles verstehen. Ich schon gar nicht. Ich habe gefastet, fünf Tage. Ich habe Yoga gemacht. Ich habe dabei fünf Kilo abgenommen und bin in eine Welt eingetaucht, die vorher so fremd für mich war wie die mittlere Antarktis. Ob ich es noch einmal tun würde? Keine Ahnung.

Erstmal biss ich in einen Apfel.

»Möge dieser Apfel dein Herz erreichen«, sagte Franz, »damit du deinen Weg im Leben findest.«

In meinem Magen war er schon mal.

Ein neuer Anfang.

Kapitel 28

Ein Jahr im Schlankheitswahn

Tag 365: 89,9 Kilo:

Tja.

Da wären wir also.

Unter 90 Kilo, wow, gemessen heute morgen auf meiner funkelnagelneuen Waage, kurz vor dem Zähneputzen. Ich musste mich nicht mal vorbeugen, um die Zahl auf der Waage ablesen zu können. Mein Herz hatte ein bisschen gepocht, ich habe kurz und still triumphiert. Sehr kurz, sehr still, denn ich bin nun mal ein ausgeprägter Norddeutscher. Da sieht man zu, dass man die Dinge besser fix einordnet und eher nüchtern betrachtet. Wenn ich mich recht erinnerte, war »Dinge nüchtern betrachten« sogar Pflichtfach an meiner Grundschule.

Andererseits: So ein bisschen Selbstzufriedenheit hätte ich mir schon gönnen können. Ich hatte ja auch wirklich viel zu hören bekommen in letzter Zeit. Reichlich positives Feedback, erfreuliche Rückmeldungen auf mein Erscheinungsbild. Direkt nach dem Fasten-Yoga vor allem, als mein Körper und mein Geist leer, entschlackt und angenehm leicht waren. Es war tatsächlich erstaunlich, auch ein Ungläubiger wie ich konnte nicht verhehlen, dass da etwas in mir in Gang gesetzt worden war. Ich bin zwar relativ schnell zu meiner üblichen Ernährungsweise zurückgekehrt und habe auch prompt um die zwei von den fast fünf verlorenen Kilos wieder reingeholt, aber das war ohnehin klar. Der Körper ist im Normalfall ja nie leer; das ist er nur beim Fasten. Und außerdem: Seitdem ging es wieder abwärts. Mit dem Gewicht. Ein Mann wollte nach unten, und da war er angekommen. Vorläufig.

Ich sei so ausgeglichen, hieß es nach meiner Woche auf Rügen. So in mir ruhend, friedlich fast. Stimmte schon: Ich spürte eine innere Ruhe, wie ich sie bei mir lange nicht mehr gefühlt hatte. Wenn überhaupt jemals. Und ich bekam sogar freundliche Kommentare aus einer Ecke, aus der ich es gar nicht erwartet hatte: von meinem Sohn, der als Teenager eher dazu neigte, keine Komplimente an irgendwen zu verteilen.

Wir waren auf Korsika in seinen Kurzferien. Ich stand bis zur Hüfte im Mittelmeer, das Wasser war noch sehr frisch, war ja schließlich erst Anfang Mai, aber ich wollte unbedingt meine persönliche Badesaison eröffnen. Tom saß am Ufer und rief plötzlich: »Dreh dich mal seitlich!«

Ich sah ihn tadelnd an und rief zurück: »Wie ist das Zauberwort?«, worauf er bloß »Aber zackig!« brüllte. Ich seufzte und tat wie befohlen. Gab es auf stern.de eigentlich einen Blog über Erziehung?

Jedenfalls sagte mein Sohn zu mir: »Dein Bauch liegt jetzt auf einer Linie mit dem Brustkorb. Du bist ja fast gar nicht mehr dick!«

Andrea war wie immer zurückhaltend. Sie wunderte sich bloß darüber, wie dünn meine Waden geworden waren, was mich wiederum erstaunte, weil ich die immer für pure Muskelmasse und daher für nicht verhandelbar gehalten hatte. Und nach der Woche Fasten-Yoga bat sie mich darum, jetzt nicht mehr abzunehmen, bis auf ein, zwei Kilo am Bauch: »Ist jetzt ganz gut so.« Ansonsten zeigte sie ihre Anerkennung wie so oft nonverbal. War mir auch gerade mal recht.

Von meinen Kollegen hörte ich am meisten Positives; auch das zog sich konstant durch dieses Jahr im Abnahmemodus. Sie waren mein Indikator, eine Art Spiegel, der mir gefragt und ungefragt Rückmeldung gegeben hatte, manchmal auch nur durch Blicke. Das erfolgte am Schluss sogar täglich, was auch schon wieder seltsam war. Ich musste früher wohl echt schlimm ausgesehen haben, sonst hätten die Damen und Herren kaum ewig betont, dass es jetzt nicht mehr so wäre.

»Ein ganz schmales Gesicht« hätte ich bekommen, ab und an fiel das mir schon vertraute »Boah, du bist ja bloß noch ein Strich« oder – neu im Programm – »da kommt der halbierte Stephan«…

Eine Kollegin griff mir vor dem Eingang zur Kantine sogar öffentlich an den dezimierten Arsch und nannte mich ein »sexy Stück«. Sage noch mal einer, an der gesellschaftlichen Rollenverteilung hätte sich nichts geändert.

Ob ich mich darüber freute? Na sicher. Aber in meiner neu gewonnenen Yoga-Hellsichtigkeit war mir klar, dass all diese Komplimente relativ und nicht absolut waren. In Relation zu meinem Ich vor einem Jahr war ich heute schon ein attraktives Kerlchen, absolut allerdings immer noch ein normaler Typ knapp vor 40. Herrje, ich wog immer noch fast 90 Kilo! Bei 176 Zentimetern Größe! BMI 29,1! Das war immer noch sehr viel, um mehr als drei Punkte über normal. Aber wenn ich eines gelernt hatte in diesen zwölf Monaten: Normal gibt es nicht. Jeder Körper tickt anders, brauchte etwas anderes, fühlte sich in einem anderen Zustand richtig an. Abnehmen ist so individuell wie ein Fingerabdruck.

Und der Body Mass Index war für mich inzwischen von eher

geringer Aussagekraft. Ich müsste 72 Kilo wiegen, um einen idealen BMI zu haben. Mit 72 Kilo würde ich absurd aussehen. Ich glaubte an die Existenz von schweren Knochen, die vielen Muskeln passten zu mir, auch der Bauch, und das alles hatte nun mal Gewicht. Es war gut so, wie es war. Wie es jetzt war.

Und da war nun einmal immer noch ein Bauch, sogar einer, der zu meiner persönlichen Verblüffung sehr viel weicher war als die ganz dicke Ausgabe. Aber es war ein Bauch, über dem manche T-Shirts der Größe M nicht einmal mehr spannten. Und vor vier Wochen musste ich mir eine Jeans in 34 kaufen, weil mir die alten von den Hüften fielen.

Natürlich hatte ich genau darauf gehofft, als ich vor einem Jahr anfing. Genau genommen hatte ich anfangs nicht einmal irgendwelche Zweifel, dass es so kommen würde, ich dachte bloß, ich würde viel schneller dort ankommen. Im September, spätestens im Oktober sollte der Drops eigentlich gelutscht sein. Es war nicht so. Es zog sich. War mal leicht. Mal mühsam. Und war vor allem typisch für Menschen wie mich. Klar gibt es diese linearen Abnehmgeschichten, 30 Kilo in drei Tagen und das Ganze zehn Jahre am Stück mit einem Lächeln gehalten. Glückwunsch an diese Spezies. Aber sie ist so selten wie, sagen wir mal, der Weißrückenspecht. Eigentlich gehörten diese Leute in einen Zoo. Der überwiegende Teil der Abnehmer war wie ich: wechselhaft bis schwankend, zwischen diszipliniert und verführbar, immer irgendwie dabei und meist doch dazwischen.

Es gab so viele von uns. Deshalb hatte sich aus meinem Blog auch eine derart lebendige Community entwickelt, mittlerweile hatte sich die Kommentardichte zwischen 200 und 400 pro Eintrag eingependelt, 458 waren der Spitzenwert.

Ich setzte mich an den Küchentisch. Vor mir lag ein geöffneter Briefumschlag, ein Bleistift daneben. Wieviel hatte ich jetzt abgenommen? Ich rechnete im Kopf kurz nach: 111,2 minus 89,9... machte 21,3 Kilo. Und, Moment mal, 104,4 minus 89,9 – allein 14,5 seit dem zweiten Tag dieses noch nicht sehr alten Jahres. Ich schrieb die Zahlen auf die Rückseite des Kuverts. 21,3. 14,5... Ich unterstrich das Datum dreimal dick.

Im Grunde war der 2. Januar der eigentliche Wendepunkt gewesen. Ich hatte mich gehasst an diesem Tag. Mich selbst verachtet für mein eigenes Versagen, mein Mich-gehen-lassen – ich konnte mich nicht mehr ertragen. Erstaunlich, was für ein starker Motor Frust doch sein kann.

Die letzten Monate liefen dafür wie am Schnürchen. Keine Bandscheibenvorwölbung, die mich Muskeln, Zeit und Lust gekostet hätte, wie im letzten Sommer (nebenbei: Hatte ich eigentlich jemals erwähnt, dass mein rechter Oberschenkel seither immer noch taub war?). Keine Motivationslöcher. Keine Gewichtsbarrieren, die so lange nicht fallen wollten, dass ich schier dran verzweifelt war. Stattdessen: Viel Sport. Viele Muskeln. Und viele neue Impulse.

Dafür war ich im Blog gern kritisiert worden: Dass ich zu viele verschiedene Sachen angefangen hätte, statt mich auf eine zu konzentrieren. Fakt war aber: Die Basis allen Tuns war immer die Kombination aus Sport und einer Ernährung, wie ich sie bei den Weight Watchers vor ein paar Jahren gelernt hatte. Alles andere waren doch nur zusätzliche Gimmicks. Und ein paar davon haben mein Leben bereichert: Das Coaching hat mich Anfang des Jahres in der Spur gehalten. Die Ernährungsberatung hat meinen Speiseplan aufgeräumt und ergänzt, ich mischte jetzt Logi und Weight Watchers, das passte schon. Power Plate im Fitnessstudio hatte einen besseren Effekt als Ge-

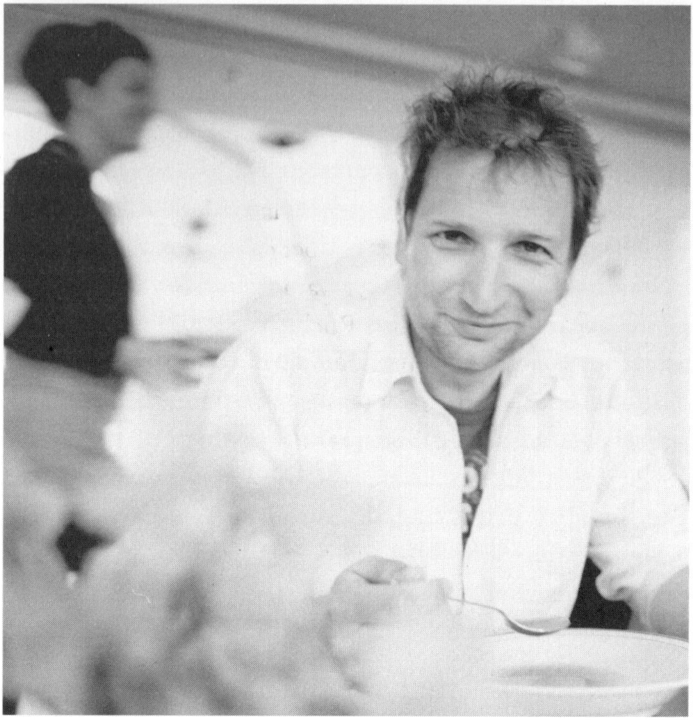

rätetraining, und die Fasten-Yoga-Woche war der entscheidende Kick Richtung 90-Kilo-Marke.

Bloß: Ein Happy End alleine reicht nicht, das weiß ich. Ich würde gerne eine Garantie geben, dass es dabei bleiben wird. Aber das kann ich nicht. Dafür kenne ich mich zu gut. Es ist so einfach, wieder in alte Muster zu verfallen. Wieder die Zügel schleifen zu lassen. Und es ist wahnsinnig viel Arbeit, eben das zu verhindern. Und genau das trauten mir viele von den selbsternannten Experten im Blog nicht zu.

»Du hast immer noch nicht verstanden, worum es eigentlich geht«, schrieb ein Bernie A. »Ein wirkliches Umdenken hat bei dir nicht stattgefunden, ein Umprogrammieren deiner schlechten Gewohnheiten, ein Automatisieren der guten. Wenn das nicht passiert, wirst du nach dem nächsten Weihnachtsfest wieder 111 Kilo und mehr wiegen.«

Ich hätte ihm gern widersprochen, ihm feierlich erklärt, dass genau das nicht passieren wird. Aber das konnte ich nicht. Er hatte ja irgendwie recht. Bisher war ich nur temporär umprogrammiert, die Gefahr des Rückfalls war immer da. Ich wünschte trotzdem, er würde sich irren.

Und jetzt? Tja. Ich weiß es nicht. Nur eines: Es wird nie vorbei sein. Ein Jahr im Schlankheitswahn, das ist der Untertitel dieses Buches. Eigentlich gelogen. Typen wie ich sind immer im Schlankheitswahn. Ich werde nie ein normales Verhältnis zu meinem Körper bekommen. Ich bin gefangen in diesem Kreislauf aus Abnehmen und Zunehmen, lebenslänglich. Da muss ich durch. Und da gehe ich durch.

Es ist noch nicht vorbei.

Es ist nie vorbei.